Presentation × Nursing

臨床ナースから看護研究者まで

研究発表のプレゼンもっとよくなります!

前田樹海 著

日本看護協会出版会

Prologue

プレゼン。
学会発表。
ちょっと憂鬱ですね。
緊張しますよね。

プレゼンはできればしないに越したことはないとか、学会発表に失敗は許されないと思っている人が多いですけれども、僕はそう考えていません。

なぜなら、プレゼンはコミュニケーションだからです。

看護ケアにとってコミュニケーションは必須のツールというのは誰もが認めるところです。もちろん、ちょっと億劫だったり、気の進まないコミュニケーションもあるかもしれません。それでも、コミュニケーション自体が目的になることはありません。

プレゼンや学会発表も何かを伝えるための手段に過ぎません。伝えたあとに、意見交換できたり、議論が深まったり、新しいアイデアが生まれたりすることがとても重要だと思います。

でも、そのためには、誤解されないように伝えることが大事です。

本書にはプレゼンや学会発表に役立つエッセンスが満載です。ぜひあなたのプレゼンに役立ててください。

Contents

1章　プレゼンの概論
- 01 プレゼンの極意は、自分を神の視点で見ることである　8
- 02 機材は OHP から PC ＋液晶プロジェクタへ　10
- 03 看護教育では授業内容をパッケージ化　12
- 04 研究発表では PC プレゼンが普及　14
- 05 残念なプレゼン＝相手に伝わらないプレゼン　16
- 06 パワーポイントではテンプレがカブります！　18
- 07 キーノートは魔法使い　20
- 08 Google スライドはフォントが残念　22
- 09 口演か示説か、それが問題だ　24
- 10 採択されたら最優先はホテルの確保　26

2章　スライド構成の理論
- 01 スライド作成とポスター作成の違い　30
- 02 適切なスライドの枚数は発表時間から逆算できる　32
- 03 IMRAD がスライド構成の王道　34
- 04 「〜に関する研究」というタイトルはやめませんか　36
- 05 プレゼンの冒頭で聴衆の心をわしづかみにしよう　38
- 06 方法は必要事項を過不足なく伝えつつ、簡潔に　40
- 07 結果の提示はマクロからミクロへが必勝パターン　42
- 08 結果と考察をまとめて述べるのがスマートな王道　44
- 09 論理的なプレゼンは聴衆におや？　と思わせない　46

3章　スライドデザインの理論

- 01 レイアウトの基本は「左から右」「上から下」 　50
- 02 等幅フォントは使わない。プロポーショナルフォントを！ 52
- 03 文字サイズの最小ラインは24ポイント 　54
- 04 できれば使いたくないフォント。それはMS系 　56
- 05 標準テンプレに頼らず自分好みにカスタマイズ 　58
- 06 ガイドを設定してスライドのレイアウトを統一する 　60
- 07 １発見１プレゼンなら情報量と発表時間に対応可 　62
- 08 箇条書きはルールを守れば便利なフォーマット 　64
- 09 配色のルール①背景と文字のコントラストを大きく 　66
- 10 配色のルール②補色で互いを引き立てる 　68
- 11 グラフは、折れ線・棒・散布図の３種類でこと足りる 　70
- 12 表＝罫線はできるだけ細く。不要なものは排除 　72
- 13 図＝写真やイラストなどの解像度に注意 　74
- 14 図表のコピペでは縦横比を変えない 　76
- 15 スライドの文字校正が実は最重要作業！ 　78

4章　スピーチの理論

- 01 スライドをご覧ください＝残念テクニック 　82
- 02 口述原稿はそのまま読めるように書こう 　84
- 03 タイトルや見出しを棒読みするスピーチはNG 　86
- 04 看護系学会でも使えるアニメーションの技 　88
- 05 会場備え付けPCの進む・戻るは矢印ボタンで 　90

06 危険！ リハーサルボタン	92
07 神の視点で口述原稿を確認し修正する	94
08 録音したスピーチを聴いて自分のクセを把握する	96
09 スピーチのペース配分はマラソン的メリハリを	98
10 発表会場についたら、まずは座長にご挨拶	100
11 紋切り型の質疑応答は時間の無駄	102
12 伝統型 文献はスライドをご覧ください	104
13 棒読み型 恐怖！ プレゼンが国語の授業に	106

5章　実事例によるまとめ
2016 日本看護管理学会学術集会オーラル賞受賞口演より

01 まとめとしてお見せします　スライド・口述原稿事例	110
02 まとめ事例☆イントロ	112
03 まとめ事例☆方法①	114
04 まとめ事例☆方法②	116
05 まとめ事例☆結果①	118
06 まとめ事例☆結果②	120
07 まとめ事例☆最後	122

1章
プレゼンの概論

01 プレゼンの極意は、自分を神の視点で見ることである

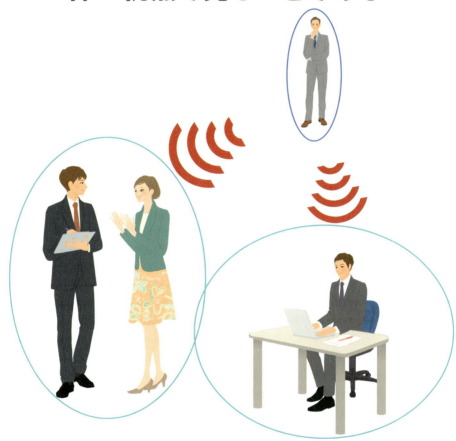

　人に何かを伝えたいときに、メールではなく、実際に会って口頭で伝えたいことがよくあります。どうしてそう思うのかを考えてみると、文章ではなかなか表現しにくい内容だったり、相手の誤解を避けたい場合だったりするわけです。

　直接会って話をすれば、相手が理解したかどうかは表情や相づちからある程度わかりますし、誤解が生じた場合もその場で解消することが可能です。

　そこにプレゼンテーション（以下、プレゼン）の存在理由があります。示説（ポスター）にしても、本書で主に取り上げる口演

1章 プレゼンの概論

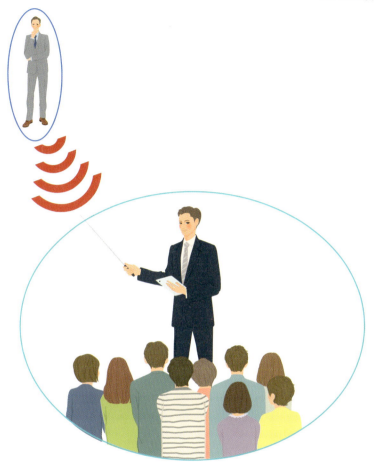

（オーラル）にしても基本的にその場にいる人間が相手です。何かを間違いなく伝えたい場合にとても有利です。

　だからといって、それに甘えていてはいけません。プレゼンの内容をきちんと伝えるためには、事前の準備がとても大事です。その際に心がけたいのが自分を神の視点で見ることです。人がいなくても、人が見たら、聞いたらどう伝わるだろうかということを想像し、自分を客観視するのです。

　これにより、あなたのプレゼンはさらに理解しやすいものとなるでしょう。それこそが本書のねらいです。

02 機材はOHPからPC＋液晶プロジェクタへ

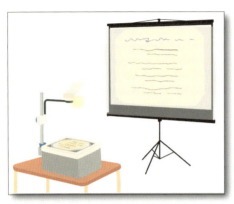

懐かしのOHP。描画もしくは印刷した透明フィルムをスクリーンに投射する。僕は残念ながら、いえ幸いにも学術集会でOHPで発表したことはありません。

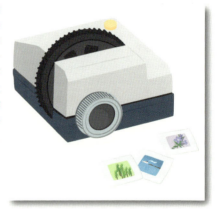

少なくとも20世紀末までは学術集会でのプレゼン機器の主流であったスライド映写機（スライドプロジェクタ）。ポジフィルム（リバーサルフィルム）に印画したスライドに後ろから光を当ててスクリーンに投影します。プレゼンソフトで制作する内容の1コマ1コマを「スライド」というのはこの名残でしょう。

　現在主流のプレゼンの機材といえば、コンピュータ＋液晶プロジェクタ（もしくは大型ディスプレイ）という組み合わせですね。少し歴史を遡ると、1980年代まではOHP（オーバーヘッドプロジェクタ）が全盛で、透明シートにマーカーで書き込んだり、よくつまらせながらコピー機でOHP用の資料を印刷していました。

　1990年代に入ると、PowerPoint（以下、パワーポイント）やPersuasionといったプレゼンソフトが普及しましたが、作成したスライドの投影のためには、レーザープリンタでOHP用の透明シートに印刷したり、プレゼンスライドをポジフィルムで撮影したり

1章
プレゼンの概論

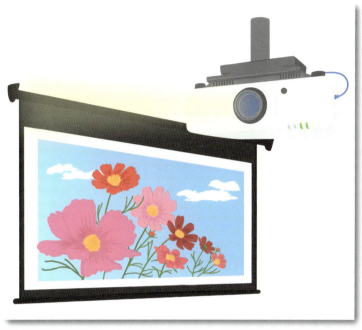

学術集会や部署内のカンファレンスでは液晶プロジェクタが大活躍。今やプレゼンに必須の機器といっても過言ではありません。

する必要があって、作成したスライドを直接PCから投影することはできませんでした。

　90年代後半に液晶プロジェクタが普及するようになってから、プレゼンの様相は劇的に変化し、看護界にも変化をもたらしました。教育においては、板書＋ノート取りから、スライド＋配付資料へと授業スタイルが変わりました。研究においては、カラーやアニメーションを使った発表や、みんなで画面を見ながらのブレインストーミングなどに活用されるようになりました。

03 看護教育では授業内容をパッケージ化

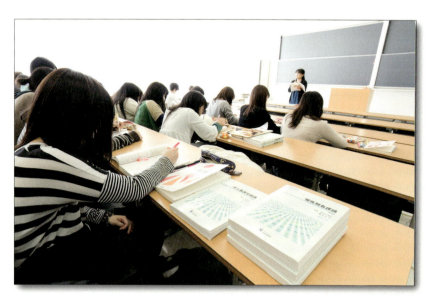

板書による授業。相手の理解度や進行具合に応じて書く内容をリアルタイムに変えることができたり、複数の人が同時に書くことができるなどの利点はありますが、板書と、それを書き写すための時間が必要なので、それを見込んだ授業計画が必要となります。
写真は東京有明医療大学パンフレットより

　教育においてPCを使ったプレゼン（PCプレゼン）は、板書＋ノート取りのスタイルを一変させました。
　教員は、学生に背を向けて板書する代わりに、学生の反応を見ながら説明する時間が増えましたし、一連の講義内容をパッケージ化しているので、ネタの話し忘れやギャグのダブりも少なくなりました。一度作成したスライドは、次の年の授業や別の授業に流用したり、対象に合わせて容易に変更できます。
　もちろん、これら教育方法の変化によって、学生の書く力や思考を整理する力が落ちているという指摘もありますが、黒板の文

1章
プレゼンの概論

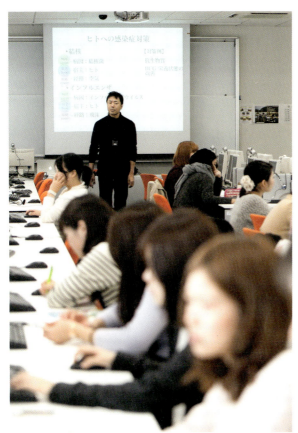

PCプレゼンによる授業。ホームページや印刷物などで資料を前もって提示することができるので、ノート取りに費やす時間を自らの理解にあてられるという利点があります。物事を整理する力や文字を書く力が落ちるという指摘もあります。まあ、僕は大学の教員なので、そういうことは高校までに身につけておいてください、と言いたいところなんですが・・

写真は東京有明医療大学パンフレットより

字を書き写す時間から解放され、より多くの時間、教員の説明を聞きながら、内容の理解や思索にあてることができるという学習上のメリットにも目を向けるべきでしょう。

　このレトリックは「電子カルテシステムの導入によって記録の負担が軽減し、より多くの時間をベッドサイドケアに費やせます」というベンダーのセールススピーチに似てなくもありません。しかし、電子カルテと違って、その場に応じて板書とスライドを使い分けられる自由度があるのです。

04 研究発表ではPCプレゼンが普及

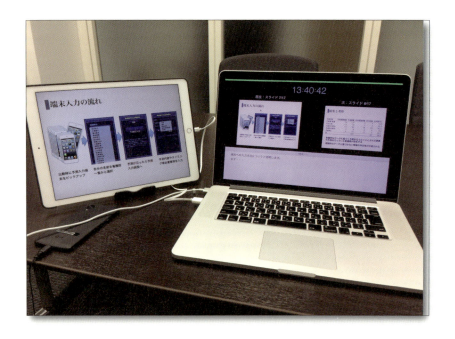

Dual Displayなどのアプリを使えば、iPadをMacの外付けディスプレイとして使用することができます。大画面のiPad Proだと通常の液晶ディスプレイと同等かそれ以上の解像度が出せるので有能。写真は、iPadを液晶プロジェクタに見立ててリハーサルをしているところです。

　看護において、PCプレゼンの普及で劇的な変化をもたらしたのは、やはり研究発表の場でしょう。スライド切替時のエフェクト、アニメーションなど、従来のOHPやスライドプロジェクタでは不可能だったことが実現できるようになりました。何よりも、研究者が発表直前までPCでスライドを修正できるようになったのがすばらしいことです。

　なぜなら、実際に会場に行ってみたら、客層からしてこのスライドはいらないな、とか、この説明では聴衆は誤解するだろうから表現を変えよう、というようなことがたびたびに起こるからです。

1章
プレゼンの概論

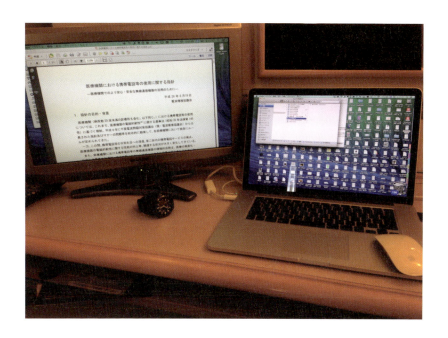

コンピュータと周辺機器の進歩で研究スタイルも一変。出張先では HDMI ケーブルで部屋の液晶テレビにパソコンを接続して 2 画面で作業しています。インターネット接続が当たり前になった今、僕のホテル選択の条件は、外部入力可能な液晶テレビが設置されていることです（写真は某都市の東横インで撮影）。

　研究発表のみならず、研究プロセスにおいても PC プレゼンのもたらした変化は顕著です。たとえば、今となっては当たり前ですが、本番と同じスライドを用いてリハーサルができるのは画期的なことですし、ブレインストーミングの段階においても、同時に直接スライドにアイデアを盛り込んでいけるようになりました。
　研究発表をよくしようと思ったらキリがなく、どこかで妥協する必要があります。PC プレゼンの普及によって、妥協に悩んでいた時間が減ったように思います。

05 残念なプレゼン＝相手に伝わらないプレゼン

Before

はじめに

X病院では毎年、新人教育の一環として倫理研修会を行っている。研修前と研修後に、ある倫理尺度を盛り込んだ自記式質問紙を用いて、研修参加者への個別のフォローと研修会自体の評価を行っている。今回、研修を企画したY看護師は、当該研修会の内容とその効果について日本看護倫理学会年次大会で発表し、他の看護師や研究者と意見交換を行い、より効果的な倫理研修にしたいと考えた。計画書を病院の研究倫理審査委員会に提出したところ、質問紙への回答を任意かつ無記名式とし、データの匿名化を図ることが条件として示された。この質問紙調査では、研修前後のデータを対応づける必要があるが、無記名では困難である。そこでY看護師は、研修前に同一の番号が振られた2枚の質問紙を配布し任意に回答してもらうこととした。通常の記名式質問紙であればフォロー可能だった調査が、研究目的が含まれた瞬間に無記名を余儀なくされるのは、回答者にとってマイナスなのではないかと疑問に思った。

もう少しです

スライドは抄録集論文のコピペ。プレゼンはこれを読んでいるだけ。これでは聴衆は理解できないでしょう。でも、スピーチではなぜか「だ・である調」が「です・ます調」に変換されていたりします。

　残念なプレゼンというのは、相手に伝わらないプレゼンのことです。いくら研究内容がすばらしくても、それを伝えるプレゼンがグダグダではせっかくの内容が伝わりません。

　たとえば、抄録の文字をそのままコピペしたスライドだけでもすでに残念ですが、さらにその文字を読み上げるだけのプレゼンがあとを絶ちません。これは絶対NGです。

　内容を詰め込み過ぎのプレゼンもNGです。スライドは何枚でも使えるので、とかく何でもかんでも詰め込みたくなりますが、与えられた時間に伝えられる内容には限りがあります。些末なこと

1章
プレゼンの概論

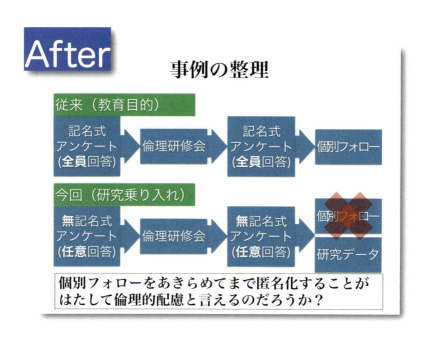

思いきって、図式化してしまいました。このほうが、どこが問題で何を明らかにする研究なのかをはっきり示すことができます。その代わり、口頭での説明で補う必要があります。

はスパっと捨て去る勇気が必要です。

　そもそも、研究とは複雑な事象を整理して相手が理解できるかたちにする活動ですから、その発表内容が複雑であれば、「私には、研究能力がありません」と宣言しているようなものです。

　少なくともNGプレゼンからは脱却し、伝えたい内容が100%とは言わないまでも、80%くらい正確に相手に伝わるようなプレゼンを目指しましょう。

06 パワーポイントではテンプレがカブります！

Before

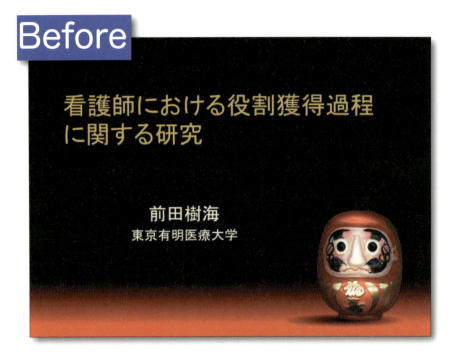

こんなテンプレートがカブった日には、気まずさを通り越してアクシデントレベルです。

　PCと液晶プロジェクタを使ってプレゼンするのに、何がなんでもプレゼンソフトを使わなければならないということはありませんが、それらのソフトにはプレゼンで役に立つ機能や、すぐに利用できるテンプレート（テンプレ）なんかが用意されているのでお手軽です。

　中でも、パワーポイントは知名度、シェアともに他のソフトを凌駕しています。プレゼンソフト入門者が最初に使うソフトとしては最適でしょう。なぜ最適かと言うと、何かでつまずいたときに、友人や同僚からアドバイスが得られる可能性が高いからです。

1章
プレゼンの概論

> 第○回日本看護△△学会学術集会2017.7.1
> # 看護師における役割獲得過程に関する研究
>
> 前田樹海
> 東京有明医療大学

シンプルなデザインならばカブリを心配する必要はありません。

　そんなパワーポイントにも死角があります。それは、ユーザが多いので、頻繁にテンプレのカブリ（デザインが似てしまう）が起こることです。同じセッションで同じテンプレだと、奇遇というよりは気まずさMAXです。「カブってもいいじゃない。内容は別だし」と思う方もいるかもしれませんが、聴衆の関心を「あ、さっきのとデザインがカブってる」と思わせてはならないですよね。
　そんな事態を防ぐには、シンプルなモノクロのスライドか自作テンプレの使用がおすすめです。

07　キーノートは魔法使い

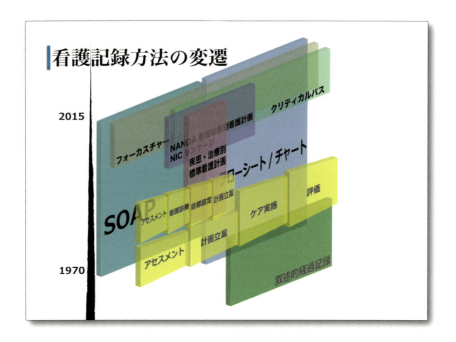

キーノートのすばらしさはフォントのクオリティの高さです。

　アップル創業者のスティーブ・ジョブズは、生前、卓越したプレゼンターとして知られていました。スピーチはもちろん、スライドが秀逸だったので、2003年にアップルからプレゼン用ソフトが発売されるという情報には興奮したものです。
　そのソフトがKeynote（以下、キーノート）。スライドを作成して表示するという機能はパワーポイントと同じですが、テンプレのデザインが格好いいので、それを使うだけでワンランク上のプレゼンになります。これが**キーノートマジック**です。
　キーノートが好まれているのは、今では当たり前の高解像度の

1章 プレゼンの概論

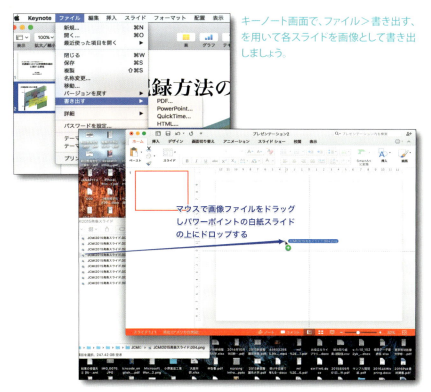

キーノート画面で、ファイル＞書き出す、を用いて各スライドを画像として書き出しましょう。

キーノートのクオリティを学会会場の Windows マシンで享受するには、キーノートで作成したスライドをイメージ（もしくは PDF）として書き出して、パワーポイントのスライドに貼り付けます。画像なので、現場のコンピュータが何であれ、イメージした通りのスライドが表示されます。

液晶画面に最初から対応していた点です。どんなに大きな画面で表示しても、フォントや図形はギザギザのない滑らかな輪郭を維持しますし、グラデーションの階調も流れるように自然です。

　キーノートは iOS 版、iCloud 版もあります。Apple ID を持っていれば無料で使用することができます。Mac で作成したキーノートファイルを iCloud に保存しておけば、パソコンを持ち歩かなくてもインターネットがつながれば、ブラウザで呼び出してプレゼンが可能となります。

21

08　Google スライドはフォントが残念

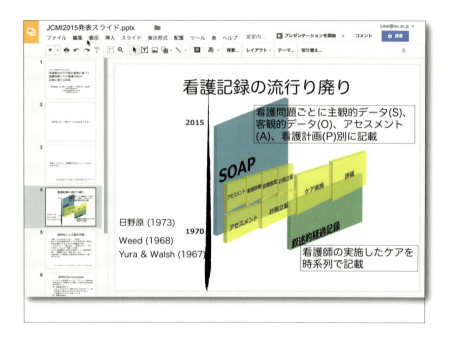

Google スライドは年々進化し続けていて、現行バージョンではこの程度の表現であれば難なくこなせるようになっています。コンピュータに組み込まれたフォントでの表示も可能。

　Google スライド（もしくは Google プレゼンテーション）にはパソコン版のソフトはなく、最初からウェブブラウザでの表示や編集を前提とした仕様となっています。後発の強みを活かし、Google スライドでは Google ドライブに保存されたパワーポイントのファイルを直接閲覧することが可能ですし、パワーポイント形式のファイル（.pptx）を Google スライド形式に変換して編集することもできます。
　Google スライドは、同じスライドファイルを同時に複数人で編集できる共有機能が最大の強みです。共同研究の発表スライドを

1章
プレゼンの概論

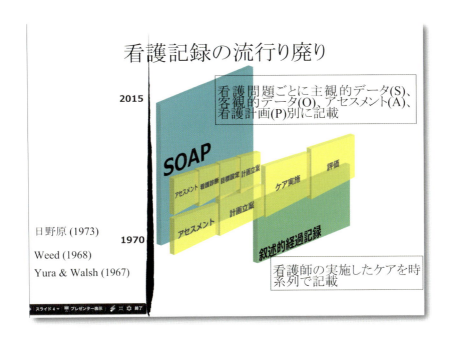

しかし、スライドショー（プレゼンテーション）モードにして、スクリーン表示にした途端にフォントの種類や行間の大きさなど、レイアウトが大幅に変わってしまいます。大事なプレゼンにはまだ使えません。

作成する際に、研究者らがクラウド上でスライドファイルを共有し、手分けして1つの発表スライドを作成するなんてことも可能です。

　そんなGoogleスライドの欠点は、提供されている日本語フォントが残念な仕上がりで、どんなに時間をかけてスライドを作ってもやっつけ感が漂うことです。最終的にはパワーポイントかキーノートに書き出してフォントを置き換える必要があります。

09 口演か示説か、それが問題だ

事項	口演	示説
提示物	スライド[1]	ポスター
提示物の役割	スピーチの補助[2]	メイン
提示物の特性	デジタルファイル	印刷物[3]
提示可能時間	短い[4]	長い
時間あたりの聴衆	多い[5]	少ない[6]
演者拘束時間	短い[7]	場合によっては長い
会場への携行物	手ぶらも可	ポスター必携
ハードル	比較的高い[8]	比較的低い
聴衆の密度	比較的低い	高い
制限要因	時間	面積[9]

注

1) 「口演」なので、本来の提示物は演者のスピーチということになります。ですから、スピーチに自信があれば、スライドなしのプレゼンというのも原理的にはアリでしょう。

　プレゼンの発表方法には大きく分けて口演（オーラル）と示説（ポスター）があります。口演は、ステージに立ち、その部屋の聴衆を相手に、スピーチとスライドを駆使して物事を伝える方法です。示説は、ポスターの前に立ち、そのポスターが見える範囲に集まった聴衆を相手に、ポスターとスピーチを駆使して物事を伝える方法です。
　スピーチは共通しているので、どちらも口演と言えば口演ですが、示説の場合は、発表者本人がその場にいなくても、聴衆がポスターを閲覧するだけで内容が理解できるという点が異なります。

1章
プレゼンの概論

2) 1) を踏まえると、スライドはあくまでスピーチの補助ということになります。耳で聞いたことを視覚的に確認し、理解を深めてもらうという位置づけです。
3) 示説はポスター必須なので、発表時刻前までにポスターをどこかで印刷しなければなりません。多くの場合、職場のプリンタ等で印刷する関係上、出発前までに仕上がっている必要があります。キンコーズなどの大判出力サービスを行っている業者が学会会場付近にあれば、そこで印刷するということも可能です。綱渡りですが。
4) 発表時間が短いので、なおさら聴衆に強く印象づけるプレゼンテクニックが必要になるわけです。
5) ただし経験上、朝イチのセッションや、最終日の最終セッションだったりすると聴衆は少ないです。プログラム上の運不運はあると思います。
6) 単位時間あたりの聴衆は少ないとしても、ポスターを貼っている時間分だけ聴衆が訪れてくれる可能性があるので、トータルで見れば口演と同等かそれ以上の人々に発表内容を広めることができるかもしれません。
7) 演者自身が聞きたい発表が多いときには、拘束時間の短い口演に分があるかもしれません。短いとは言っても、たいてい自分の発表するセッションにはフルに参加することが多いですが。
8) 以上より、僕も含めて口演を好む発表者が多いため、発表枠の観点から比較的口演のほうがハードルが高い気がします。ただ、それは単に枠の問題であって、決して口演のほうが偉い、ということではありません。
9) 多くの国内の学会では半坪 (90 × 180 cm) 相当のパーティションに収まるポスターサイズというパターンが多いですが、この大きさがポスターで伝えられる情報量を決定するので、発表前によ〜く確認しておく必要があります。

口演で発表者は必要不可欠ですが、示説では本人抜きでも発表は成立するのです。

　多くの学術集会では、演題登録時にどちらかの発表方法を選択することになりますが、それぞれの特性を踏まえて最適な方法を選択しましょう。僕は、ポスターの持ち運びが面倒なので、めったなことがない限り、示説を選択しませんでした。でも、ある話題についてとことん議論したい場合には、示説でないと無理なわけで、最近その方向の研究課題に取り組んでいるので示説も積極的に利用するようになりました。

10 採択されたら最優先はホテルの確保

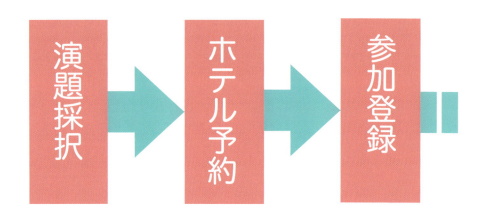

演題採否の決定時期は学会によってさまざま。3カ月前に決まる学会もあれば1カ月切ってから通知される学会もあります。採択が決まったらホテルの予約をしましょう。

ちなみに、僕は多くの場合、東横インを予約します。会員なら6カ月前から予約可能だし、客室の調度が標準化されているのでどの都市の東横インに宿泊しても安心です。

看護系の学会に多いのですが、今どき参加費の支払いが郵便振替だけってのは何とかならないですかね。クレジットカード対応の学会は本当にありがたいです。

　看護系の学術集会でプレゼンするまでの、典型的な流れは以下のようなものです。
　まず、学術集会主催者から演題募集（英語なら Call for paper）のアナウンスがあります。演題登録と言っても文字通り発表タイトルだけを登録するものから、抄録や論文を提出するものまでさまざまです。抄録の登録後、後日論文を登録する2段階式のエントリもあります。登録された抄録や論文は通常、査読を経て採否が決定されます。
　採択されたら、発表準備をします。最初にやるべきことはもち

1章
プレゼンの概論

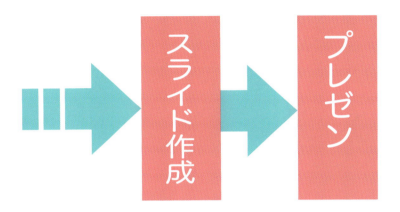

ホテルを最優先で確保する理由は、一般演題の発表日時が決まるのが会期の直前というケースが多いからです。遠い場所で開催される学術集会で、自分の発表日時が2日目の朝イチだったりすると、その日に出発したのでは自分の発表に間に合いません。そんな事態は避けたいところですね。

ろん、ホテルの確保です。学会が近づくとビジネスホテルの予約が難しくなるので、なるべく早めの予約がおすすめです。それがすんだら学会への参加登録です。学会参加費は多くの場合、早期割引が設定されているので、採択されたらすぐにお金を振り込みます。

 その後、発表スライドの作成、必要に応じて口述原稿の作成、そして十分なプレゼンの練習を行って発表日を迎えます。自分のコンピュータを持ち込める学会も増えてきたので、客層を見ながら直前までスライドを修正するなんてことも可能です。

2章
スライド構成の理論

01 スライド作成とポスター作成の違い

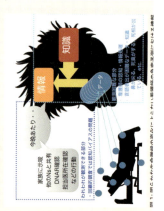

　スライドを作るのとポスターを作るのとではちょっと勝手が違います。スライド作成は、PCとプレゼンソフトがあれば十分です。最終的なコンテンツはファイルということになります。

　一方、ポスターもPCとプレゼンソフトがあれば、コンテンツの作成はできます。しかし、発表会場ではポスターを掲示しなければならないので、どこかでポスターを印刷しなければなりません。

　研究室や看護部に大判印刷機があればよいですが、ない場合にはキンコーズなどのオンデマンド印刷に依頼しましょう。

2016年6月に広島大学で開催された日本認知心理学会第14回大会で発表した際のポスター。発表前日に広島市内のキンコーズで出力しました。

キャンバス生地に印刷すれば、折りたたんでスーツケースの中に入れられるので、必ずしもポスターケースで持ち運ばなくてもよい時代にはなりました。しかし、発表会場付近に印刷業者があれば、現地で印刷するのも効率的な方法です。往路でかさばる荷物を運ぶ必要もありませんし、現地で内容の手直しもできます。

ポスターは印刷物なので、コンピュータで表示するよりも高い解像度が必要になります。A4で作ってしまうと、A0やA1サイズに拡大したときに文字がぼやけるので注意。

02 適切なスライドの枚数は発表時間から逆算できる

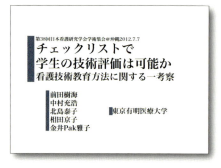
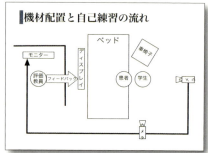
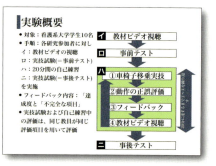

2012年7月に宜野湾市で開催された第38回日本看護研究学会の発表スライド。発表時間は1演題あたり10分（発表7分、質疑応答3分）でした。発表時間が7分ということで、セオリー通り7枚のスライドとなっております。

　スライドは何枚が適切か。よく聞かれる質問ですが、逆に発表時間に合った枚数を考えるべきです。文字であれ図表であれ、スライドの内容を聴衆が理解するためには一定の秒数が必要です。

　どのくらいの秒数なのかというと、スライドの内容をきちんと説明しきるのに必要な秒数ということになります。単純なグラフでも、聴衆がきちんと理解するためには横軸や縦軸、単位、それぞれのグラフが示す属性、着目すべき点などを口頭で説明しなければなりません。

　NHKのアナウンサーは60秒間に300文字のペースで原稿を読むよ

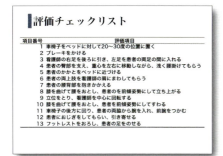
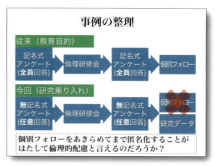

実際には、3枚目と6枚目のスライドは、「なんちゃってアニメーション」を駆使して、着目すべきポイントとその説明を加えているので、発表当日に提示したスライドの実枚数は17枚ですが、基本的にはこの7枚で内容をすべて網羅しています。

うに訓練するそうです。仮に、このスピードを基準とするなら、10分間(600秒)のプレゼンであれば、わずか3,000文字の原稿がMaxということになります。つまり、この3,000文字を使って説明できる発表内容が、スライドの枚数やプレゼンに盛り込める量です。

　僕の経験則では1分1枚でスライド枚数を割り出しています。10分間のプレゼンなら10枚ということになります。1枚あたりの原稿文字数は300文字くらいですね。

03 IMRADがスライド構成の王道

論文の基本要素

- **I**ntroduction（緒言、はじめに）
- **M**ethod（方法）
- **R**esult（結果），and
- **D**iscussion（考察）

- これらの頭文字をとってIMRADという

論文の基本要素は IMRAD ですが、これはスライド作成においても適用可能です。
IMRAD の A は R と D の間をつなぐための and の頭文字なので実質的な意味をもつ頭文字は「I」「M」「R」「D」ということになります。

スライドの基本要素

- **T**itle（タイトル、発表者名、所属）
- **I**ntroduction（緒言、はじめに）
- **M**ethod（方法）
- **R**esult（結果），and Discussion（考察）
  - Conclusion（結論）
  - Acknowledgement（謝辞）

もちろん、IMRAD 以外にタイトルや発表者名、所属が記載されたスライドは必須ですし、助成を受けた研究などでは謝辞、場合によっては結論や文献などのスライドが必要になります。スライド作成においては、IMRAD はあくまで最低限の構成要素だというふうに理解しましょう。

　1978 年に医学系雑誌の編集者らがバンクーバーに結集し、論文の章立てを **IMRAD 形式**としました。この会は医学雑誌編集者国際委員会 (ICMJE) に発展し、看護系の論文作成にも影響をもつようになりました。

　IMRAD は、論文の基本的な構成要素の頭文字を表しています。I は Introduction の頭文字で、研究の背景や目的を記述する章を示します。M は Method の頭文字で、I で示した目的を達成するための方法を記述する章を示します。R は Result の頭文字で、M で示した方法で得

場合によっては結論や謝辞のスライドを入れたり、結果と考察を分けずに提示する場合もありますが、スライドの場合、タイトルスライド＋IMRADが基本形となります。
なお、タイトルスライドにタイトルという見出しを入れる必要はありません。念のため。

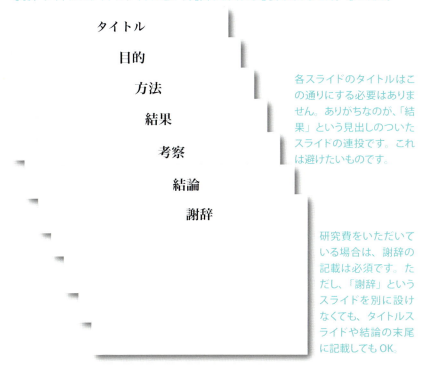

各スライドのタイトルはこの通りにする必要はありません。ありがちなのが、「結果」という見出しのついたスライドの連投です。これは避けたいものです。

研究費をいただいている場合は、謝辞の記載は必須です。ただし、「謝辞」というスライドを別に設けなくても、タイトルスライドや結論の末尾に記載してもOK。

られた結果について記述する章です。DはDiscussionの頭文字で、Rで示された結果の確からしさや解釈の可能性について論じる章です。

つまり、IMRADというのは、研究プロセスを時系列に並べた順序ということです。多くの研究がこの順序で発表されているので、聴衆にとって最もなじみ深い形式と言えます。

ちなみにIMRADのAはResult, and Discussionの間の接続詞andの頭文字で「イムラッド」という語呂のために入れたと思われます。したがってAに実質的な意味はありません。

04 「〜に関する研究」というタイトルはやめませんか

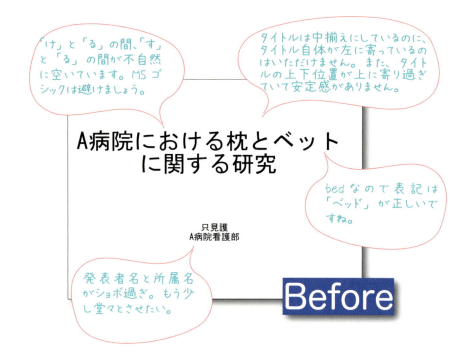

上記タイトルスライドは、タイトルからして魅力的ではありませんが、その他にもプレゼンの魅力を損なう要素満載です。これらの要素を消していくだけでも見違えるようになります。

　抄録集が当日に配付される学術集会が大部分なので、抄録を熟読して会場に臨む聴衆なんてごくわずか。自分のプレゼンに興味をもってもらえるかはタイトルがすべてと言っても過言ではありません。

　だからタイトルは、プレゼンの内容を表す、できるだけキャッチーなものがよいです。

　プレゼンの内容がいくら新しくても、「A病院における枕とベッドに関する研究」などのありがちなタイトルでは、発表内容を陳腐に思わせてしまいます。あなたのプレゼンにとってマイナスはあってもプ

2章
スライド構成の理論

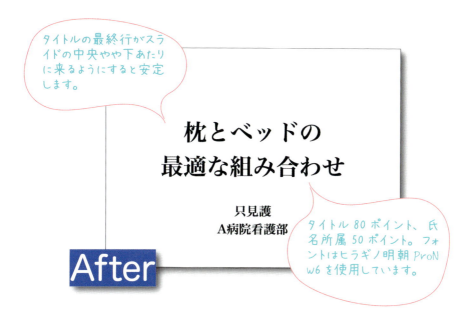

p36の指摘を踏まえて修正したタイトルスライド。タイトルはキャッチーになり、レイアウトや使用されている文字についても安定感が格段にアップしました。

ラスになることはありません。

　もうこの際、「〜に関する研究」というタイトルはやめましょう。学術集会での発表が研究に関することであるというのは当たり前なので、そんなものに字数を費やすよりは「枕とベッドの最適な組み合わせ」のようなタイトルや「枕とベッドはどう組み合わせたらよいのか」といったタイトルのほうが魅力的です。

　自分のプレゼンをスルーされないタイトルを目指しましょう。

05 プレゼンの冒頭で聴衆の心をわしづかみにしよう

> **背景と目的**
> - 発表者（看護師）が受け持っていた患者。生命徴候(vital signs)の変化は認められなかったが、「今晩あたり危ないかもしれない」という先輩看護師の耳打ち→的中→なぜわかったのか？→なんとなく
> - 実は看護の現場ではよく知られていて、しかも普通に受け入れられている事象→しかし実証研究は皆無
> - 入院患者の死が近いことを知る技術の存在と、その獲得過程を明らかにすることが大目的
> - 本研究では、生命徴候の明らかな変化によらずに（自称）入院患者の死期が近いことがわかる看護職の特性について報告する

オーソドックスなイントロの例。日本認知心理学会での発表だったので、聴衆は看護のことをあまり知らないという前提で作成。スピーチでピンと来ない場合でも、読んだらだいたいわかることを目指したスライド。

前田ら．(2014)．看護職による患者の死期の予見に関する研究――予見できる看護職の特性．日本認知心理学会第12回大会．

タイトルの次のスライドはイントロに決まってる、ということでスライドタイトル表示をやめて、この研究がなぜ必要なのかについて歴史的観点から述べたときのスライド。

前田樹海．(2011)．臨床助産師数を決定する要因．第31回日本看護科学学会学術集会

> 1994 人確法/基本指針では助産師はノーマーク
> 2002 看護師への内診指示で鹿屋市の病院長ら書類送検
> 2002 助産師の業務に関する看護課長通達
> 2003 茂原市の産院で准看護師の内診により院長ら書類送検
> 2004 内診は診療の補助行為ではないとする看護課長通達
> 2005 日本産婦人科医会調査：全国で助産師が6700人不足
> 2006 看護師/准看護師への内診指示で横浜市の病院長ら書類送検
> 2006 看護師らの内診により豊橋市の病院長ら書類送検
> 助産師不足が顕在化
> **助産師の配置の実態ををもとに、病院の助産師配置数の決定要因を探索する**

　タイトルがキャッチーであれば、ツカミはほぼ成功しているとも言えますが、聴衆の心をつかむ上で最も重要なのがタイトルの次のスライドです。

　「緒言」、「はじめに」、「背景」、「目的」などの見出しがつくこのスライドは、自分の研究がなぜ必要で、何を明らかにするのかを述べるスライドです。

　このスライドの完成度が高ければ、聴衆は「ああ、だからこの研究は必要なんだ」とか「この研究目的を達成するにはどんな方法が？」

2章
スライド構成の理論

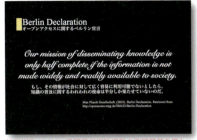

前田樹海.(2013).看護系学術誌掲載の査読基準を満たす論文の書き方について〜論文編集委員の視点から〜.平成25年度日本赤十字看護大学FD研修会.

厚生労働省.(2005).第11回 医療安全の確保に向けた保健師助産師看護師法等のあり方に関する検討会.資料10「第10回検討会において「看護記録」について出された主な意見」より抜粋

前田ら.(2015).言語表出が不可能な根拠に基づく看護判断とその看護行為の記録に関する試案.第35回医療情報学連合大会.

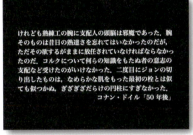 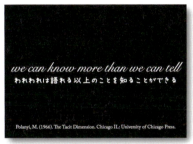

前田樹海.(2016).「経験」を学習できる教材は開発可能か―看護の現場と教育の観点から―.第28回人工物コロキウム「人工物とヒトを結ぶ学習・スキル」

前田樹海.(2016).「看護師の急変予知の表現特徴の暗黙知性―情報学的考察―.第17回日本医療情報学会看護学術大会.

何か意味ありげなプロローグから始めるというのもあり。上記はどれも実際のプレゼンで使用したもの。

などの関心を寄せてくれるはずです。

　逆に、このスライドが陳腐だと、「もうこの発表はいいや」と思われてしまうかもしれません。他人の研究を理解するのはそれなりにエネルギーを使うので、発表の冒頭で興味をもてないと、聞いてるふりをしてスルーしてしまう聴衆が続出します。

　退屈な見出しからの脱却も一案です。たとえば「これまでなぜ枕とベッドの研究が進展しなかったのか？」とすれば、何の情報ももたらさない「緒言」よりすぐれた見出しと言えます。

06 方法は必要事項を過不足なく伝えつつ、簡潔に

研究方法

調査対象
- 分娩を取り扱っている病院、診療所、助産所

標本抽出法
- 病院・診療所
  - 市販の医療機関名簿(R&D, 2007; 2008)から、産科および産婦人科を標榜する病院1,493件、診療所4,781件を抽出
- 助産所
  - ネット上の資源(Yahoo!電話帳、iタウンページ等)を利用し812件を抽出

長野県看護大学倫理委員会の 受審および承認(平成20年12月24日審査番号21)

データ収集法
- 上記の機関全7,086件に対して質問紙を郵送
- 回答後、返信用封筒もしくはファクスにて返送

調査内容
- 回答時点における分娩取扱い有無
- 平成18年度から平成20年度までの
  - 年間分娩総数
    - 正常産数（再掲）
    - 里帰り出産数（再掲）
  - 就業助産師数
    - 正規職員数（再掲）
    - 分娩に携わる助産師数（再掲）
  - 助産実習受け入れ学校数
  - 助産学生受け入れ人数
  - 助産師教育に関する考え(自由記載)

> 結果で提示するデータはすべて述べておく必要があります。プレゼンで述べる結果に合わせて、調査項目を絞ってもよいです。

p38の前田(2011)の次のスライド。「方法」は、目的をどのように明らかにするのかを提示する大事なスライドです。母集団が産科、産婦人科を標榜する病院および診療所であり、それらの全数調査であること、要因探索のために選択した説明変数について列挙しています。

　方法のスライドには、方法を表示すればいいのですが、その際には、前のスライドで示した研究目的を達成するのに必要な情報を記述しているか、という神の視点でチェックすることが大事です。

　たとえば、「全国の病院で使用されている枕とベッドの種類と分布を明らかにする」という研究目的なら、方法のスライドにはそれを達成できる（と論理的に聴衆が思える）具体的な方法を記載します。

　また「調査対象：病院リストから抽出した400件」では全国性も母集団の代表性も聴衆にはわかりません。文字数を費やしても「全国

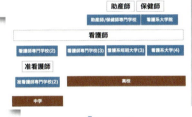

方法提示のオーソドックスな例。p38 前田ら (2014) の次に続くスライド。そのときの聴衆が看護にあまりなじみがないことを考慮し、調査内容の理解に必要な、看護系免許と教育に関するスライドも入れています。

の病院（8,492件）から病床規模ごとに層化無作為抽出した400件」としたほうが、研究目的と論理的に整合します。

　「データ収集方法：アンケート調査」というのもあっさりし過ぎです。アンケート調査だけだと、質問紙なのか電話インタビューなのか、はたまたネットのフォームで回答なのかはっきりしません。もちろん、口頭で説明すればOKですが、スライドに具体的に示しておいたほうが親切というものです。

07 結果の提示はマクロから　　ミクロへが必勝パターン

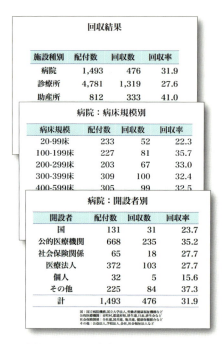
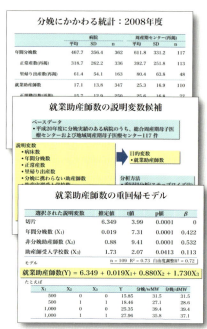

医療施設における助産師配置数の決定要因を明らかにしようという研究ですが、いきなりそこにはいかずに、回収結果や病床規模別の回収率などの大枠を述べた上で、本題に入ります。回答者の大枠を示すことで、結果の代表性を評価する根拠ともなるからです。

　結果の提示は、**大枠から細部へ**、**抽象から具体へ**と進めていくのが必勝パターンです。

　アンケート調査の結果なら、まず回収数を述べてから、回答者の性別や年齢構成、各質問の回答分布、質問間のクロス集計というふうに提示していきます。

　回答者の全体像を提示しておいてから細かな部分を述べていくことで、調査結果に対する聴衆の理解を得やすくなるからです。

　粘土細工にたとえて説明します。子どものころ、粘土細工で目や鼻

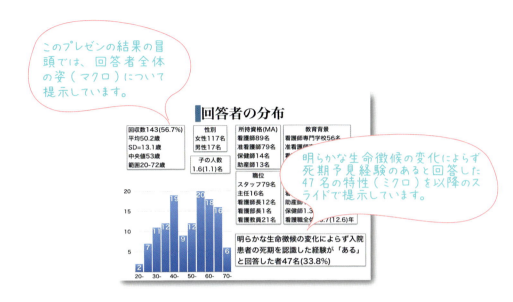

や耳などのパーツを寄せ集めて全体を作るよりは、まず、全体の輪郭を作ってから、そこに目や鼻や耳などを足していったほうが完成度が高かった経験はありませんか？　それと同じことがプレゼンにおいても言えるのです。

　また、タイトルについても必勝パターンがあります。「結果」より「性別による回答傾向の違い」などの具体的なタイトルのほうが、聴衆はスライドの内容を深く理解できるのです。

08 結果と考察をまとめて述べるのがスマートな王道

回収結果

	対象数	回収数	回収率
大学・大学院	113	53	46.9
短期大学	11	5	45.5

助産師養成数をあと1人増やすためには何が必要だと考えますか。
上位3つまでお書き下さい。

第1位	第2位	第3位
実習施設	**教員**	**予算**
教員	実習施設	実習指導者
予算	実習指導者	教員
実習指導者	カリキュラム	カリキュラム

討議
- わが国の助産師養成キャパシティ推計値
  - 約2,000人（第13回日本看護管理学会年次大会で報告）
- 最大養成数は年間出生数を100万人として
  - 1,000,000×50%(正常産)÷10(必要分娩介助数)×25%(実習期間)=12,500人
  - ただしこれは、（受け入れや立地による）実習施設の利用可能率が100%の場合
- 利用可能率20%なら、助産師養成キャパシティはすでに飽和目前
- 現状以上の養成数を図るのであれば、
  - 実習のアウトソーシング（共同利用実習施設の創設・国外での助産実習など）
  - 9月入学等による実習時期の平準化

■結果と考察

予測内容	予測看護師数	予測回数	的中看護師数	的中回数	的中率(%)
①転倒・転落	15	37	3	4	10.8
②せん妄	10	16	7	9	56.3
③病状の悪化	11	32	10	20	62.5
④病状の変化	3	3	0	0	0.0
⑤看取り	4	15	3	7	46.7
計		103		40	38.8

- 客観的なデータに基づく予測が立てにくいとされる事象の予測を行っている看護師が存在する
- 客観的なデータに基づかない情報の存在性が示唆される

左のスライドのように結果と考察（討議）を分けるのが王道中の王道ですが、上のスライドのように結果と考察を分けないで述べていくと、聴衆が結果を忘れないうちに討議ができます。そうするとプレゼンの内容がさらに理解されやすくなる場合もあります。

　考察は、結果をもとにさまざまな討議を行うスライドです。たとえば、回答者が母集団を代表しているか？　とか、仮説を支持しない結果がなぜ生じたのか？　など、得られた結果に批判的視点を加えて、確からしい結論を導くための手続きと言えます。

　プレゼンの王道的には、結果のスライドと考察のスライドは分けるべきだと思います。しかし、発表時間は限られていますし、結果で提示したデータを考察のスライドまで聴衆に覚えておいてもらうのが難しい場合もあります。

2章
スライド構成の理論

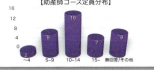

これも結果と考察をまとめて述べたプレゼンのスライド。わが国の助産師養成のキャパシティの実態について回答した看護系大学のデータ（＝結果）をもとに全体を推計し、その妥当性を論じる（＝考察）という一連のスピーチを4枚のスライドで示しています。

　そんなときには、結果と考察をまとめて述べてしまいましょう。
　たとえば、性別と回答傾向のクロス集計表を示して結果を示したのち、新たに考察のスライドを設けてその理由を述べるのはプレゼンの王道です。しかし、「性別によって回答傾向が違うのか？」というタイトルをつけて、クロス集計表で結果を提示すると同時に、提示したデータの理由や解釈まで行えば、発表がぐっとスマートになります。これはスマートな王道と言ってもよいでしょう。

09 論理的なプレゼンは聴衆におや？ と思わせない

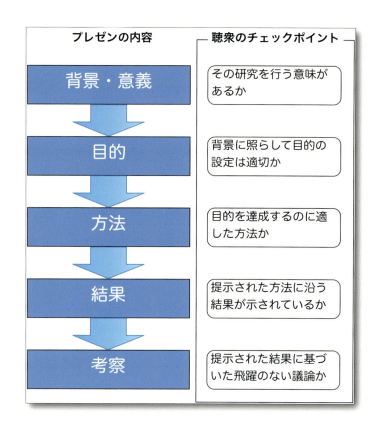

　論理的なプレゼンとは、聴衆が途中でおや？　と思って思考が途切れずに流れていく発表のことです。

　もちろん、意図的にねらった「おや？」はいいのですが、話のつじつまが合わない「おや？」は致命的です。

　たとえば、聴衆が知らない略語を使ってみたり、研究に関係のないご当地自慢をしてみたり、鈍感な人でも思わず引っかかってしまうようなプレゼンです。

　実はそれを回避する手段は2つあります。1つ目は、共同研究者や

2章
スライド構成の理論

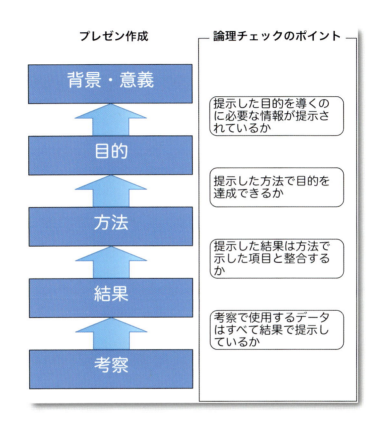

　同僚など、自分に対してきちんと意見を言ってくれる人の前でリハーサルを行うことです。
　もう1つは、神の視点を働かせて、自分のスライドやスピーチを、客観的に眺めて点検することです。これは、他人の手を借りずにすむのでいつでもできます。神の視点をもつためにはそれなりの訓練が必要ですが、これができる人はプレゼン上手な人が多いようです。

3章

スライドデザインの理論

01 レイアウトの基本は「左から右」「上から下」

2011JANS@ 高知で発表したスライドの一部。このスライドでは、スライドタイトル→ベースデータ→説明変数→目的変数→分析方法の順にスピーチしました。左→右、上→下のルールにしたがっていますので、レーザポインタは使用していません。

　スライド作成においてレイアウトはとても重要です。パワーポイントやキーノートのテンプレートにもさまざまなレイアウトのものがありますが、いずれのレイアウトにも共通点があります。
　それは、①左から右へ、②上から下へと視線を動かして見るように設計されているということです。
　横書きの本や雑誌は基本的に①②の順序で読むようになっているので聴衆が慣れているんですね。
　ですから、スライドの説明をする場合には、聴衆が左から右、上か

3 章
スライドデザインの理論

表の中の着目してもらいたいデータが「左→右」「上→下」のルールにしたがわないときには、レーザポインタやアニメーションで着目すべき点を示します。アニメーションの場合は説明とともに提示すると聴衆はわかりやすいでしょう。図は、アニメーションを使用して結果の表の中で特筆すべき点を提示するようにしたものです。

ら下に視線を動かせるように説明するとうまくいきます。

　逆に、レーザポインタやアニメーションで見るべき場所を指示するのは、そのルールからはずれているところに着目してもらいたいときです。たとえば、表の中で見てほしいデータを示すときです。

　このルールを適用する限り、レーザポインタでわざわざスライドの説明部分を指す必要はありません。発表者のスピーチだけで聴衆の視線を誘導できるのです。

02 等幅フォントは使わない。プロポーショナルフォントを!

> **撥音の前後、拗音の前後が空いた感じになってしまう**
>
> ### 等幅**フォント**の注意事項
>
> - MS **ゴシック**やMS明朝など、文字によらず幅が一定のフォントを等幅フォントという
>
> - 等幅フォントは、拗音や撥音、英文などの「細い字」が混じると途端に不自然になる
>
> - **I could speak English a little at that time.**
>
> **英文はもう全然ダメ。English**なんかは下手すると3単語に見えるし・・・

等幅フォントは、アスキーアートや原稿用紙のフォーマットに合わせる際に使うくらいで、スライド制作含め、他の一般的な用途で使用できる場面はありません。もういい加減、標準フォントのような位置づけはやめてよいと思います。特に等幅フォントで英単語を書くとダサさ炸裂です。

　PC作業で表示や印刷のために使う文字のことをフォントと呼びます。フォントは、日本語書体か欧文書体か、明朝体かゴシック体か、プロポーショナル（文字間自動調整）か等幅（文字間均等）か、などで分類できます。MSゴシックが等幅、Pのついた MS P ゴシックがプロポーショナルです。

　まず、日本語のスライド作成には日本語書体を使いましょう。フォントの名称に「明朝」やら「ゴシック」などが入っていれば日本語書体です。パワーポイントでは日本語には MS P ゴシック、英語には

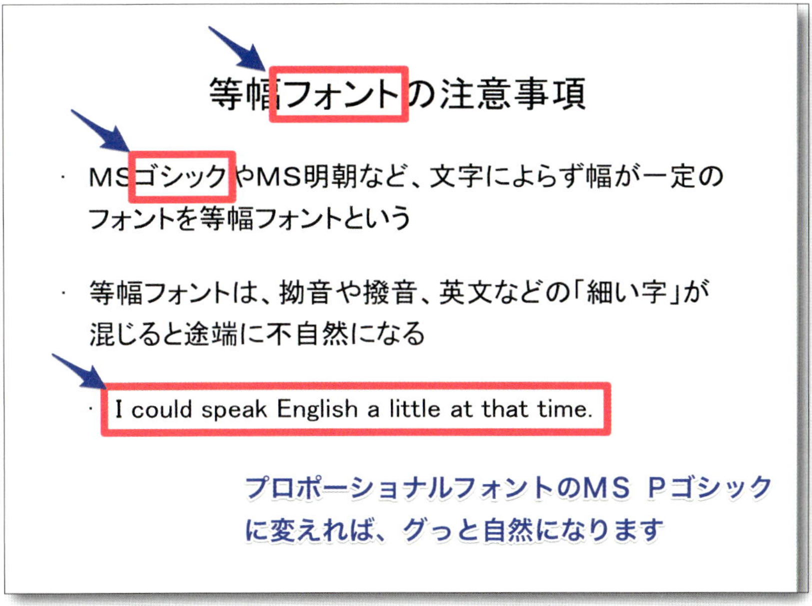

上図は左のスライドをプロポーショナルフォントである MS P ゴシックで置き換えたもの。等幅フォントだと、「し」「レ」「こ」やアルファベットの「i」「j」「f」など、幅の細い文字の前後が間のびするので絶対に NG。MS 系のフォントでは「P」のついたプロポーショナルフォントを使用しましょう。

Calibri Light というフォントが標準ですが、組み合わせた見栄えがよくないので全部 MS P ゴシックにしたほうがよいです。
　タイトルや見出しなら明朝体でもゴシック体でも好みで使えばよいですが、明朝体は横方向の字画が細く視認性が落ちるので、本文の文字にはゴシック体を使用しましょう。
　等幅フォントの場合、日本語では文字の並びによっては変に間のびしますし、英語にいたっては間のびを通り越して単語にすら見えない場合があるので、等幅フォントの使用は避けましょう。

03 文字サイズの最小ラインは 24 ポイント

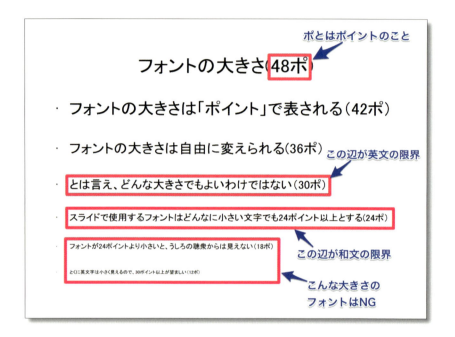

文字の大きさは聴衆の視認性に大きく影響するので気をくばりたいところです。Word で文章を書くときに多用される 10.5 ポイントや 11 ポイントのような大きさを使うことはまずありませんのでご注意ください。

　フォントが決まっても、さらに文字サイズや太さを設定しなければなりません。

　フォントのサイズはポイント (pt) で示されます。1 ポイントは 72 分の 1 インチで約 0.35mm。だから 10 ポイントの文字は約 3.5mm の正方形に収まる大きさです。

　これは、画面表示や印刷したときの場合で、プロジェクタで投影すると相当に拡大されるのでスクリーンに映る文字サイズということではありません。

> ## フォントのバリエーション
> - **書体**
>   - ゴシック体　明朝体
> - **大きさ（ポイント）**
>   - 80ポ　60ポ　40ポ
> - **太さ（ウエイト）**
>   - W0　W3　W6　**W9**
> - **その他**
>   - 標準　*イタリック(斜字)*

フォントは大きさ以外にもゴシック体や明朝体などの書体（さらには、MS ゴシックやヒラギノゴシックなどのフォントファミリー）、文字の太さ、イタリック体などのバリエーションがあります。小さい文字を使わないというのは前述した通りですが、日本語になじまないイタリック体も推奨しません。

　拡大倍率は、プロジェクタの性能やスクリーンとの位置関係によっても変わるので、スライドで適切な文字サイズは、一概には言えません。しかし 12 ポイントでは明らかに小さいです。

　では、どうやって文字サイズを決めたらよいのでしょう。事前に試写できるのなら、会場の最後列から判別できる大きさを最小サイズとすればよいのです。多くの学術集会のようにぶっつけ本番の場合は、スライドのレイアウトバランスで決めましょう。僕が考える最低限の文字の大きさの目安は 24 ポイントです。

04 できれば使いたくないフォント。それはMS系

> 2010.11.19 第30回医療情報学連合大会(浜松)
>
> 加速度センサの
> 看護の可視化への
> 応用可能性：文献検討
>
> 前田　樹海 1)
> 金井Pak 雅子 1)
> 北島　泰子 1)
> 平田　美和弘 1)
> 武部　芳弘 2)
> 桑原　教彰 3)
> 太田　順 4)
>
> 1) 東京有明医療大学看護学部
> 2) 東京大学大学院工学系研究科修士課程
> 3) 京都工芸繊維大学工芸科学研究科
> 4) 東京大学人工物工学研究センター

MSゴシックを使用したスライドの例。文字間の空きがバラバラに見えるのはさておき、文字の曲線部分がギザギザになってしまい視認性を著しく下げてしまいます。作成時に画面で確認しておきたいポイントです。

　スライドで使用する文字は、遠くで見ているお客さんにもはっきり見えて、勘違いしないようなフォントを選びたいものです。
　で、どういうのがNGかというと、まず、まわりがギザギザしているフォントです。これは必ずしもフォントのせいだけではありませんが、ギザギザになりやすいフォントは避けましょう。
　次に避けたいのが字間や文字の大きさが揃っていないフォントです。プレゼンでは漢字やかなだけでなく、数字やアルファベットも使用するので、妙に英語が細く見えるとか文字間の空き方が一様でない

3 章
スライドデザインの理論

Windows であれば MS 以外の日本語フォントの使用がベターです（左のスライドは游ゴシック Medium）。

Mac の場合も MS フォント以外は OK（右のスライドはヒラギノ角ゴ ProN）。
ただ、看護系の学術集会では自分の PC を持ち込み OK としているところは少ないのが難点。それでも自分の使いたいフォントでプレゼンする方法については 21 ページを再読。

ように見えるフォントも避けましょう。

　具体的に言うと、名称が「MS」で始まるフォントは、僕は使いません。これらのフォントは、ディスプレイの表示性能が低かった時代になんとか日本語の視認性を高めようとデザインされたフォントなので、完全に歴史的役割を終えているのです。

　とは言え、「使用するフォントは MS 明朝・MS ゴシック・MS P 明朝・MS P ゴシックに限る」という学会が多いのも事実。今後の課題です。

05 標準テンプレに頼らず自分好みにカスタマイズ

スタンダードが最良を意味しない可能性
- 公平な審査のため
  - ボツを除き、最終的には査読者が投稿者を知ることになる。逆はない
- 審査に私情を挟まれないため
  - ブラインドでは却って私情を挟んだかどうかの検証が困難
- 投稿者にあとで恨まれないため
  - 結局、最後まで査読者を守ろうとしているシステムと言わざるを得ない

ダブルブラインドは不均衡システム

キーノートにプリセットされている箇条書きスライドテンプレートに直接内容を書くと左のようになる。これではあんまりなので、修正したのが下のスライド。このスライドは次回からの自分用箇条書きテンプレートとしてコピペして利用できる。

出典：前田樹海 (2011). オープン査読の可能性. 第4回日本看護倫理学会年次大会交流集会.

スタンダードが最良を意味しない可能性
- 公平な審査のため
  - ボツを除き、最終的には査読者が投稿者を知ることになる。逆はない
- 審査に私情を挟まれないため
  - ブラインドでは却って私情を挟んだかどうかの検証が困難
- 投稿者にあとで恨まれないため
  - 結局、最後まで査読者を守ろうとしているシステムと言わざるを得ない

ダブルブラインドは不均衡システム

　プレゼンソフトに組み込まれている標準のテンプレート。かっこいいレイアウトに気の利いた画像が埋め込まれていたりしていますので思わず手を出したくなりますよね。

　しかし、キーノートにしろパワーポイントにしろ、英語用のテンプレートを日本語版に流用しているだけなので、そのまま使用すると残念な印象のスライドになってしまいます。

　見出しの文字がやたら大きいスライドや、明らかにフォントがデザインにそぐわないスライドは流用テンプレートが原因です。

3 章
スライドデザインの理論

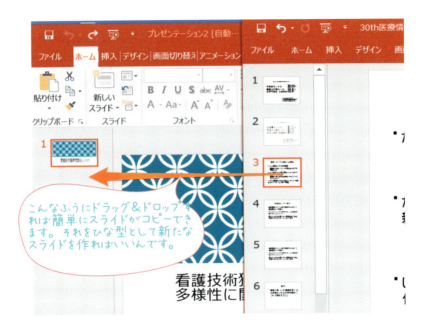

過去のスライドを流用するのは簡単。流用したいスライドのサムネールを現在作成中のファイルのサムネール欄にドラッグ＆ドロップするだけ。キーノート、パワポ共通の操作です。

　凝ったテンプレートが同じセッションで別の演者とカブってしまうと気まずいことは1章で述べました。**テンプレのカブリ**を防ぐには、そもそも既成のテンプレートを使わないことです。
　しかし、研究発表のたびにフォントや大きさをいちいち設定するのは面倒です。そこで、文字やレイアウトを自分好みにカスタマイズしたスライドを次回から流用して使い回すのも一案です。もちろん自作のテンプレートをプレゼンソフトに組み込んでおくという方法もありますが、設定も面倒なので流用、改良をおすすめします。

06 ガイドを設定してスライドのレイアウトを統一する

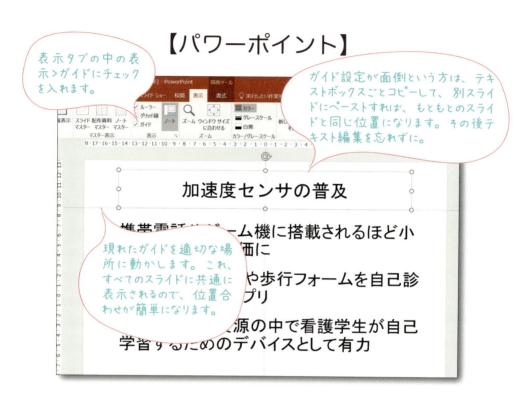

　スライドをめくるたびに、見出しのフォントが変わったり位置がズレていたりすると一貫性のない印象を与えます。そこに聴衆の意識が向いてしまうと、肝心のプレゼン内容の理解の妨げとなります。論理的な一貫性が生命線とも言えるプレゼンではNGです。
　ズレは、スライド作成中に、盛り込む文字数や行数の加減で、タイトルのテキストボックスをずらしたり、箇条書きテキストボックスの大きさを変えてみたりといろいろなことを行うため、できあがったスライド1枚1枚レイアウトが違ってしまうことによります。

3章
スライドデザインの理論

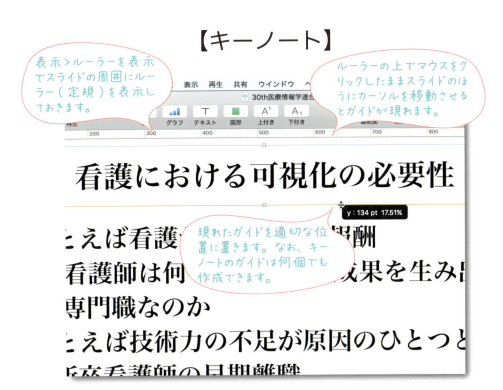

　しかし、複数のスライド上のテキストボックスの位置を自分の感覚でぴったり合わせることは職人技に近いので、**ガイド**を活用しましょう。

　ガイドとは、テキストボックスや図形を、スライドの決まった位置に合わせるための目印となる直線のことです。ガイドには水平ガイドと垂直ガイドがあります。

　最初スライドでガイドを設定すれば、同じファイルの別のスライドでも同じガイドが表示されるので、位置合わせが格段に楽になります。

07　1発見1プレゼンなら情報量と発表時間に対応可

> ### ▎背景と目的
> - 教員が学生の看護技術の習得度を評価する際に、チェックリストを用いて各動作の正誤判断し、到達度というかたちの中間評価を行なうことがある。
> - これはいわゆる形成的評価と言われる教育評価の手法である。
> - しかしながら、本研究班が自己学習教材を開発する際の実験において、かかる方法が習得すべき技術を正当に評価しうるかという点について疑義のあるケースを経験した。
> - 本論の目的は、本ケースについて論考すること。

評価実験で得られた知見を全部述べると持ち時間内では収まらないので、得られた知見の中でも特異な挙動を示したケースを紹介し、チェックリストで技術評価が可能かという点に絞ってプレゼンした例。
出典：前田樹海, 中村充浩, 北島泰子ら. (2012). チェックリストで学生の技術評価は可能か―看護技術教育方法に関する一考察. 第38回日本看護研究学会学術集会.

　プレゼンで盛り込むべき情報量は、2つの視点で考えましょう。第1は、相手が理解するのに必要な**情報量**です。手を替え品を替え説明を尽くせば、聴衆の理解はより進むでしょうが、だらだらと説明するわけにはいきません。第2の視点が**発表時間**だからです。

　学術集会によって発表時間は異なります。国内の看護系学会の口演時間は10分が標準的な長さのようですが、発表時間5分＋質疑応答2分の計7分というのも僕は経験したことがあります。

　いつも決まった発表時間で行われている学術集会がある一方で、年

> ## 表面化した課題と本研究の目的
>
> 1. 患者役を演じる学生の個人差が大きい
> 2. 演習や評価において教員が観察可能なものしか指摘の対象にならない
> 3. いわゆるSデータに関しては評価の対象ではない
> 4. さまざまな患者役に対して適用できる援助動作の「お手本」の導出が困難
>
> **目的：教育効果の向上をめざした、1～4を解決できる教材仕様の策定**

開発研究全体ではなく、看護学生が学生同士で対人看護技術の練習を行う際の問題点を解決するために必要な教材仕様という点に絞ってプレゼンした例。
出典：前田樹海, 北島泰子, 中村充浩ら. (2014). 患者ロボットへの寝衣交換：仕様策定. 第40回日本看護研究学会学術集会.

度によって発表時間が異なる学術集会もあります。発表時間が演題登録時にわかっていれば対処のしようもありますが、採択後にアナウンスされるケースもあります。「え？　発表5分しかないの!?」とあわてる前に、プレゼンで発表する内容は十分絞っておきましょう。

　目安としては、1つの発見・成果につき1回のプレゼンという感じでよろしいのではないでしょうか。これなら、込み入った研究でない限り、5分という短時間でもなんとか口述発表できるレベルだと思います。

08 箇条書きはルールを守れば便利なフォーマット

研究方法

データ収集方法：下記文献検索による研究論文の収集
1）医学中央雑誌（Web版）1987年版から2001年版まで。キーワード「リアリティショック」（会議録は含まない）
2）日本看護学会集録 1987年から2000年まで。タイトルに「リアリティショック」という言葉が使用されている文献。
3）上記1）2）により、引用されている文献のうち、タイトルに「リアリティショック」が含まれるもの。

> 箇条書きは、テンプレートもしくは箇条書きの書式設定で行いましょう。箇条書きの内容が複数行にわたる場合、箇条書きの区切りがどこなのか非常にわかりにくいです。

研究方法

データ収集方法：下記文献検索による
1. 医中誌Web
   - 1987年版から2001年版まで
   - キーワード＝「リアリティショック」
   - 会議録は含まない
2. 日本看護学会集録
   - 1987年から2000年まで
   - タイトルに「リアリティショック」を含む
3. 上記1.2.の引用文献のうち
   - タイトルに「リアリティショック」を含む

> 均等配置から左揃えに変え、箇条書き書式で行頭文字を突き出しインデント処理するとグッと見やすくなります。

　昔から「箇条書き」自体はありましたが、PCプレゼンが普及して箇条書きの市民権が大幅に拡大しました。

　箇条書きは文章を練る必要がないし、それだけでスライドとしての体裁が整うように見えるので、短時間で資料を作る際に重宝します。逆に言うと、箇条書きをしているだけでそれなりのスライドになるので、ある意味危険なフォーマットとも言えます。

　箇条書きの厳守事項は、同じレベルの中では同じ分野にある語句を並べることです。たとえば、自分の好きなブランドを箇条書きで並べ

見学時の注意

・土足厳禁
・撮影禁止
・静粛
・飲食は絶対しない

箇条書きの内容が揃っていない例。これでは聴衆は、何がダメで何がよいのかをいちいち考えなければなりません。そうすると、結局、こちらの伝えたいことが伝わるかどうかは聴衆の理解力に依存する度合いが大きくなってしまいます。

禁止事項と遵守事項をまぜこぜに書くと聴衆が混乱する可能性があります。ここでは「禁止」を見出しにして、その内容を箇条書きにしたほうがスマートです。間違いなく伝えるなら並べ方も大事で、七五調にできれば言うことなしです。

見学時の禁止事項

土足
撮影
私語
飲食

る際に、「エルメス」「ヴィトン」「グッチ」「アウディ」としてはいけません。また、スタイルや、できれば文字数も合わせると聴衆が理解しやすいです。たとえば、見学時の注意事項として「土足厳禁」「撮影禁止」「静粛」「飲食は絶対しない」とするのは見栄えがよくありません。ここでは禁止事項として「土足」「撮影」「私語」「飲食」とすれば見やすくなります。

　箇条書きは、共通するものはタイトルに出し、異なる部分だけを最小の文字数でリストアップすることが重要です。

09 配色のルール①背景と文字のコントラストを大きく

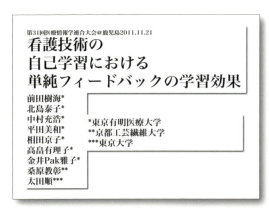

明度の差＝コントラストを意識すると伝えたい文字を際立たせることができます。白背景に黒文字は最も基本的な組み合わせです。

背景色と文字色を交換した場合。この場合もコントラストが最大なので文字はとても目立ちます。

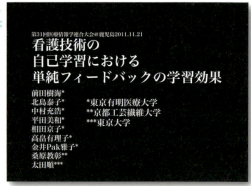

　色には明度、彩度、色相という3つの要素があります。これを組み合わせることで多様な色を表現できます。

　明度は色の明るさを示します。最大の明度をもつ色は白、逆に最も明度が低い色は黒です。

　彩度は色の鮮やかさのことです。彩度が高いと派手に見え、逆に低いと地味に見えます。

　色相は赤、黄、青などの色合いを示します。光の三原色（赤・緑・青）や色の三原色（シアン・マゼンタ・イエロー）は最も基本的な色相です。

3章
スライドデザインの理論

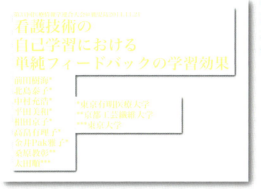

明度の高い白背景に、明度の高い黄色の文字では、コントラストが低いので文字が目立ちません。

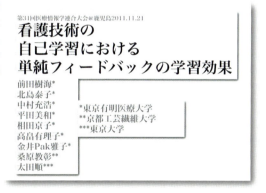

コントラストに変化をもたせると、文字の目立ちかたに差をつけることができます。小さくつまった文字は、コントラストを低めに抑えてみるのも有効です。

　背景色と文字色の明度の差（コントラスト）が大きければ大きいほど、文字を目立たせることができます。コントラストが最も大きい色の組み合わせは白と黒です。

　プレゼンで、スライド上の情報は聴衆に伝えることが前提なので、文字などの伝えたい情報は、背景に対してコントラストを高くすることが大事です。

　使用する色の明るさを意識すれば、あなたのスライドはもっと聴衆にアピールできるものになるでしょう。

10 配色のルール②補色で互いを引き立てる

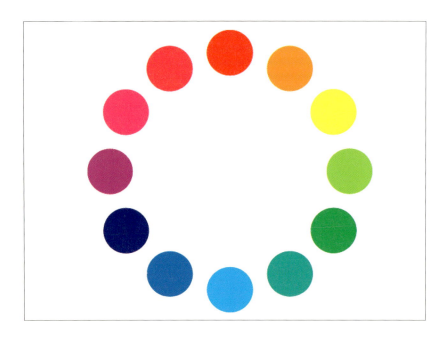

色相環の例。赤、緑、青の基本的な色を補完するように橙、黄緑、青緑、藍、紫、赤紫などの色が輪状に配置されています。これらの色の中で対面同士の組み合わせを補色といいます。

　色相とは、言葉で表現できる色のことです。最も基本的な色相は三原色と呼ばれていますが、たとえば、虹の7色（赤・橙・黄・緑・青・藍・紫＝せきとうおうりょくせいらんし）も基本的な色相を表しています。
　これを輪状に並べたものが色相環です。色相環で対面の色同士は補色と呼ばれています。たとえば、黄色と藍色、紫と黄緑は色相環で対面に位置しているので補色関係にあります。
　補色同士の光を合わせると白色になるという性質がありますが、ス

3章
スライドデザインの理論

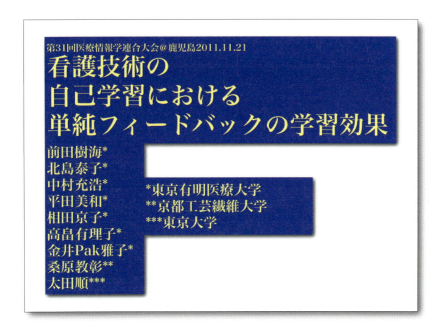

黄色の文字を目立たせたい場合は、背景色を黄色と補色関係にある藍色にするとよいです。白と黒では表現が難しかったフィードバックの頭文字であるFの図案をタイトルに入れることができました。

ライド作成の際に押さえておくべきポイントは、補色関係にある色同士は互いに他を引き立てるということです。

　たとえばレイアウト上、紺色の図形の上に重ねて説明文を入れたい場合は、黄色い文字を使用すると、その文字が図形に埋もれなくて見やすいです。また、説明する文章を写真に重ねて表示する場合も、写真の色の補色を使うと、文字が写真の背景に負けずに内容を伝えることができます。

11 グラフは、折れ線・棒・散布図の3種類でこと足りる

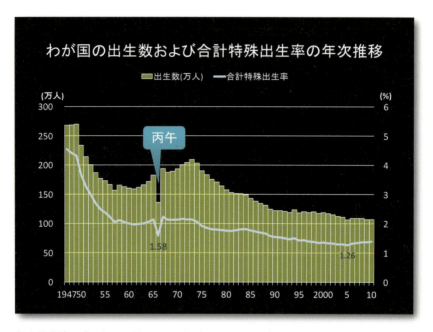

年次推移等の時間経過に伴うトレンドを提示するにはグラフが適しています。ちなみに、目盛と横軸のフォントサイズは18ポイント。視認性はかなり厳しいのでデータの多いグラフを作成する際には注意しましょう。

　図の代表的なものに**グラフ**があります。表とグラフの使い分けはなかなか悩ましいものがありますが、グラフは基本的に、提示する一連のデータが多く、表で示すよりも聴衆の理解が深まると考えられる場面で使用されます。

　たとえば、10年間の患者数の推移を示す場合とか、100人の回答者の年齢階級分布を示す場合、もしくは1,000人の身長と体重の関係を表す場合などです。

　僕は、変数間の関係が示されず、せいぜい数個のカテゴリーの分布

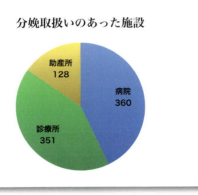

円グラフは面積の割に提示できる情報量が少ないため、データの提示方法としてはほとんど使用しません。

カテゴリー別に度数を示す場合、必ずしもグラフが有利とは限りません。右のようなデータであれば、グラフよりも表のほうがデータの提示に適しているでしょう。

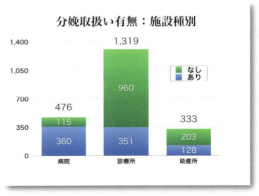

を示すに過ぎない円グラフはスライドには不向きだと考えます。円グラフで示せるようなデータならば、表で十分でしょう。

　したがって、スライドで使用されるグラフは、縦軸と横軸のあるグラフ（折れ線、棒、散布図）ということになります。

　グラフは表同様、プレゼンソフトのグラフ作成機能で作成することができます。グラフの中に提示する数字や文字は、小さくなりがちなので、18ポイントあたりを最低ラインとしたいところです。

12 表＝罫線はできるだけ細く。不要なものは排除

Before

分娩取扱い有無：施設種別

施設種別	分娩取扱有	%	分娩取扱無	無回答	計
病院	360	75.6	115	1	476
診療所	351	26.6	960	8	1,319
助産所	128	38.4	203	2	333
計	839	39.4	1,278	11	2,128

普通に表を作るとこんなふうになりますが、縦罫線がデータの数値と干渉して視認性が悪くなります。見出しも折り返し位置が変ですし、「分娩取扱有」「分娩取扱無」の1字違いでは、分娩取扱の有無を際立たせることができません。

　図表のうち、行列構造をもつものを**表**と言います。表は数値を整理して提示するのに適しています。もちろん、文字も提示することはできますが、箇条書きで表現することができる場合には、わざわざ表にする必要はありません。
　表で数値を提示する場合、罫線はできるだけ細く、不要なものは排除するなど表自体が自己主張しないように配慮すると数値を効果的に浮き立たせることができます。たとえば、プレゼンソフトで表を挿入すると、タテヨコの罫線が引かれたマス目となりますが、タテ罫線を

3 章
スライドデザインの理論

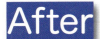

分娩取扱い有無：施設種別

施設種別	分娩取扱いの有無				計
	あり	%	なし	無回答	
病院	360	75.6	115	1	476
診療所	351	26.6	960	8	1,319
助産所	128	38.4	203	2	333
計	839	39.4	1,278	11	2,128

縦罫線をなくし、見出しの共通する文言をまとめて 2 段構成にした表。枠線の自己主張を抑えることで、データをこのスライドの主役に据えることができます。

非表示にすると表自体がスッキリします。

　数値は読みやすさが第 1 です。使用するフォントはゴシック体とし、3 ケタ区切りのカンマを挿入したり、タテに並んだ数値を小数点で揃えたりして、ケタ数が異なる数値が混在していても誤認させないような配慮が大切です。

　プレゼンソフトで表の挿入を行うと、表計算ソフトが起動して表を作成することができます。これが第 1 選択ですが、エクセルで作り込んだ表を画像として貼り付けることもできます。

13 図＝写真やイラストなどの解像度に注意

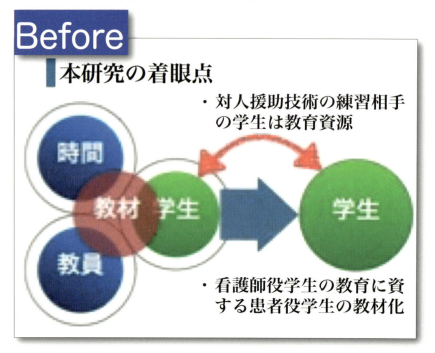

別に作成したグラフィックをスライドにコピペしたときに起こりがちなボケ。元画像の解像度が低いことが原因です。元画像の解像度を上げてコピペし直しましょう。それが無理な場合は画像自体を作り直すしかありません。

　写真やイラストなど、表以外のグラフィックをまとめて**図**と言います。スライドで提示する図の原図にはさまざまなフォーマットがありますが、コンピュータで扱うことのできる図であればたいていの場合、プレゼンソフトにも貼り付けることができます。

　考慮すべきポイントは原図の**解像度**です。解像度とは、ある画像における画像情報の密度を表す指標で、解像度が高いほど画像は鮮明になります。ただ、ディスプレイやプロジェクタなどの表示機器の解像度以上には細かく表示できないので、解像度が高ければよいというも

3章 スライドデザインの理論

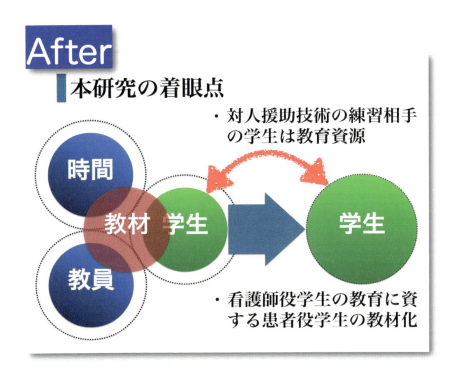

時間が許すなら、プレゼンソフト上でグラフィックを作成すれば、解像度問題は起こりません。あとから修正するのも容易ですし、個々のグラフィックをアニメーションの対象にできるので、自由度も増します。

のでもありませんが、低いと画像がぼんやりするので注意が必要です。たとえば、エクセルの表をスクリーンショット画像で貼り付けた際の解像度は低いです。

　貼り付ける方法は簡単で、図のファイルをスライドの上にドラッグ＆ドロップするだけです。大きさや角度は貼り付けたあとに整えます。不定形のイラストなどは、周囲の余白を透明化しておくと、スライドの他の文字やグラフィックと干渉しません。

14 図表のコピペでは縦横比を変えない

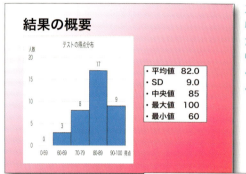

スライドに Excel のグラフとデータを収めるために、画像として貼り付けたグラフの横方向を縮小して無理やり収めた例。グラフィックだけではなく、文字も縦長になって、読みづらくなってしまっています。

縦横比を維持できるようにレイアウトし直した例。グラフの背景が白だと貼り付けました感満載なので、Excel 上でグラフの背景を透明化（背景色なし）に設定しています。

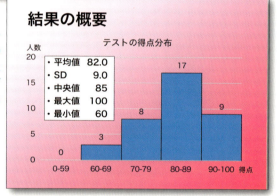

　スライドに貼り付けた画像を画面に収めようとして、縦もしくは横方向に拡大・縮小している例をよく見かけます。もちろんそれで画像はうまく収まりますが、そこに描かれている文字や数字も一方向に拡大・縮小されるので見にくくなってしまいます。

　スライド上で画像を拡大・縮小する場合には、縦横比を変えないようにするのが大事です。どのようにするかというと、Shift キーを押しながら拡大・縮小します。これは Mac でも Windows でも共通なので応用の幅は広いです。

3章
スライドデザインの理論

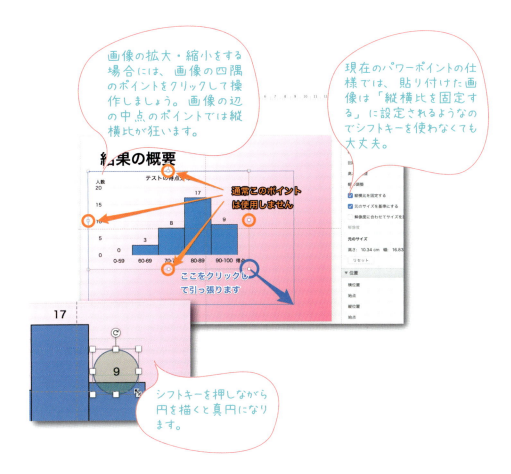

　Shiftキーを押しながらの画像操作は、スライド上で図形を描画する際にも役立ちます。たとえば、図形ツールの円／楕円を選択し、マウスで描画しても真円を描くのは至難の業です。そんな場合はShiftキーを押しながら描画すると正確に真円が描けます。正三角形や正方形も真円同様、Shiftキーを押しながら描画すると正確な図形を描くことができます。

　複数の図形の大きさを変えたいときも、Shiftキーを押しながら複数の図形を選択しておけば同時に複数の図形の操作が可能です。

15 スライドの文字校正が実は最重要作業！

教育機関	学校数	1学年定員	定員/教育期間
大学院	3	70	23
大学専攻科	2	25	13
大学	90	~~71,69~~ 7,169	80
短期大学	19	325	17
養成所	33	735	22
計	147	1,155	8

大学における助産師教育は選択制であるが、1学年定員は助産師教育課程をもつ大学の入学定員の総計

（赤字校正：「期間」→「機関」、「店員」→「定員」、「助産士」→「助産師」、「71,69」→「7,169」）

いちばん気をつけたいのは変換ミス。同音異義語（「機関」と「期間」）や誤変換（「助産士」）、タイプミス（「定員」→「店員」）、ケタ脱切り（「71,69」）などに気をつけましょう。引用文献の名前のミス（たとえば、「荻原」と「萩原」）は、もはや恥ずかしいというレベルではなく、研究そのものへの不信感を与えますので、十分確認しましょう。

　ここまでスライドの「構成」についてあれこれ解説してきましたが、最後に「校正」について述べます。スライド画面をすべて作成して「終わった～」と安堵する前に、ファイルをすべてプリンタで紙に出力してください。実は、最後に校正の作業が残っているのです。

　校正とは「印刷物などの文字や書かれた内容、体裁、色彩の誤りをあらかじめ修正すること」です。つまり、校正がなされていないスライド画面は未完成と言えます。人は必ずミスをする生き物ですから、自分ではデザインの誤りや誤字脱字のない画面を作りあげたつもりで

> **討議**
> - わが国の助産師養成キャパシティ推計値
>   - 約2,000人（第13回日本看護管理学会年次大会で報告）
> - 最大養成数は年間出生数を100万人として
>   - 1,000,000×50%(正常産)÷10(必要分娩介助数)×25%(実習期間)=12500人
>   - ただしこれは、(受け入れや立地による) 実習施設の利用可能率が100パーセントの場合
>   - 利用可能率20%なら、助産師養成キャパシティはすでに飽和目前
> - 現状以上の養成数を図るのであれば、
>   - 実習のアウトソーシング（共同利用実習施設の創設・国外での助産実習など）
>   - 9月入学等による実習時期の平準化

（手書き注釈：12,500、% ← 統一）

あと、ありがちなのが、用字用語の「揺らぎ」。たとえば、「時」と「とき」、「等」と「など」、「%」と「パーセント」のような字句については、プレゼンを通じて統一したいものです。1枚のスライドの中で表現が揺らいでいるのは目立つし、ぜひとも校正しておきたいところです。

も、必ず何かしらの誤りがあるものです。たとえば、誤字脱字はなくても、「～したとき」と「～した時」のように用字用語の混在があれば、それは完全とは言えませんよね。

　そういったことをなくすためにも、作成後の校正が重要なのです。校正のポイントは2つです。1つは「PCの画面上ではなく紙に出力して校正すること」です。画面でうっかり見落とした誤りの80%は発見できるはずです。もう1つは「自分以外の第三者の厳しい目で校正してもらうこと」です。これでほぼ100%の完成品となるでしょう。

4章

スピーチの理論

01 スライドをご覧ください＝残念テクニック

> 「文献はスライドをご覧ください」式の、説明する気のないスライドは作成しなくてよいです。特に、文献リストのスライドは、そのスライドが資料として聴衆に配布されないならば、提示することに意味がなくなるのでスライド自体を割愛しましょう。

　発表時間が限られているのは理解できますが、「文献はスライドをご覧ください」「倫理的配慮はスライドに示す通りです」と言ってすぐにスライドを切り替える残念テクニックは避けましょう。

　あとで確認できる手元の資料であればまだしも、一期一会のスライドで、しかも一応説明しましたよというアリバイ工作的な意味しかないのならこれらのスライドは不要です。

　もし「ご覧ください」式のスライドを提示するなら、聴衆が読んで理解するための時間を確保する必要があります。何十秒かの黙読の時

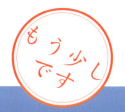

倫理的配慮・COI

回答者には、研究への参加は任意であること、分析や発表の際に個人が特定できないように十分配慮されること、答えたくない質問には答えなくていいこと、いったん研究に参加しても途中で中断、撤回できること、中断や撤回を行っても何ら不利益を被らないことなどを文書と口頭で説明し同意を得た。なお、本研究は筆者らの所属する機関の倫理審査委員会で承認を得て行った（承認番号ヘー933号）。本研究において報告すべき利益相反（COI）はない。

「倫理的配慮についてはスライドをご覧ください」式のプレゼンなら、このくらいの文字数で 15 秒は必要です。背景色と文字色のコントラストの低さや、聴衆の関心をプレゼン内容以外に向けさせてしまうカットを考慮すれば、20 秒以上の時間は必要でしょう。倫理的配慮や COI について、スライドで明記することを求める学会でなければ、委員会で承認を受けたこと、利益相反はないことを口頭で述べればすむケースがほとんどだと思います。

間。それはそれで斬新ですが、口頭で内容説明したら？　という話になるでしょう。

　研究発表においては、タイトルを除き、スピーチをする気のないスライドは作成しないことが合理的です。前の例で言えば、文献リストや倫理的配慮のスライドは作らず、必要に応じてスピーチで言及していけば十分です。

02 口述原稿はそのまま読めるように書こう

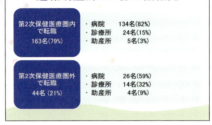

Before

発表者ツールが使えない会場では、このような発表原稿つきスライド（ノート）を印刷して会場に持ち込むことになります。

スライドの内容をそのまま転記したような原稿では、プレゼン時に「です・ます調」に脳内変換するのが大変です。

口述原稿の文字が小さく、行間がつまっていると、暗い会場内では読んでいる位置を見誤りがちです。

　時間内に発表を収める確実な方法は、口述原稿を作っておくことです。最終的には原稿なしでプレゼンできることを目標にするとしても、最初は口述原稿を使ってプレゼンの雰囲気に慣れましょう。

　大勢の聴衆の前でプレゼンするのは、それだけで緊張度 MAX です。さらに自分の研究がどのように聴衆に理解されるか、答えられないような質問が来たらどうしようとか、不安でいっぱいです。

　緊張のあまり頭の中が真っ白になりスピーチが飛んでしまってはどうしようもありません。しかし、もし頭の中が白くなろうとも、口述

4章
スピーチの理論

After

まず、医療圏内外の状況を述べた上で、それぞれの内訳を説明する構成に直しました。これにより、それぞれ何に対する百分率なのかを明確に示すことができます。

退職助産師207名の転職先

	2次医療圏内 163名 79%	2次医療圏外 44名 21%
病院	134　82%	26　59%
診療所	24　15%	14　32%
助産所	5　3%	4　9%

働いていた病院の分娩取り扱い停止を機に退職した助産師のうち、看護部長が転職先を把握していた207名の助産師の退職後の動向についてご説明します。
退職した病院と同じ第2次保健医療圏内の医療機関に転職した助産師は全体の79%、163名でした。
また、2次医療圏外に転職したのは全体の21%、44名……
……療圏内で転職した助産師の転職先は、病院が82%……多く、次いで診療所14%、助産所3%でした。
……療圏外に転職した助産師の転職先は、病院が59%……療所が32%、助産所が9%でした。

そのまま読めるように口述原稿を修正しました。文字を大きくし、行間も余裕をもたせたことで、読みやすくなっています。

原稿さえあればプレゼンがとぎれずにすみます。

　口述原稿を作成する際に重要なのは、**自分が話すように書く**ということです。です・ます調でスピーチするなら、ですます調で書いておき、本番ではただ読めばいい状態にしておきましょう。こうしておくと、である調をです・ます調に変換する作業を頭の中で行う必要がないので、余裕をもってプレゼンに臨むことができます。

　口述原稿を印刷する際には、ケチらず1スライド1ページにしておくと、読む場所を間違える可能性はグッと低くなります。

03 タイトルや見出しを棒読みするスピーチはNG

Before

調査方法

◆調査対象
- 医療機関以外で看護有資格者を募集していた会社・団体等27件の人事・採用担当者（インターネットで検索）

◆データ収集方法
- 郵送による質問紙調査

◆調査時期
- 2002年7月～8月

研究方法
調査対象
医療機関以外で看護有資格者を募集している求人者の人事・採用担当者としました。
求人情報はインターネット上の求人情報サイトを利用しました。44件の求人情報サイトを調べ、27件の会社・団体等が該当しました。
データ収集方法
郵送による質問紙調査を行いました。
調査時期
多くの看護系大学4年生が就職活動を行う7～8月としました。

> 口述原稿に見出しは不要です。読むときに困りますし、せっかく口語でプレゼンできるのに、見出しの単語をそのまま言っておしまいというのではもったいないですね。

　口述原稿は自分が読むように書くとよいですが、各スライドのタイトルや見出しを棒読みしてしまうケースをよく見かけます。
　たとえば、「方法、調査対象、C大学の学生30名、調査時期、2016年1月から7月まで、調査方法、無記名式郵送法による質問紙調査」のようにスライドタイトルや箇条書きの見出しの単語をただ読んでいるケースです。
　スライドが箇条書きでも、スピーチまで箇条書きにする必要はありません。発表者は、スライド上のテキストの自動読み上げロボットで

4 章
スピーチの理論

After

調査方法

◆ 調査対象
  ■ 医療機関以外で看護有資格者を募集していた会社・団体等27件の人事・採用担当者（インターネットで検索）
◆ データ収集方法
  ■ 郵送による質問紙調査
◆ 調査時期
  ■ 2002年7月～8月

> せっかくのスピーチですから、スライドでは見出しとして提示している単語も、文章で示すことにしましょう。聴衆の理解も格段に向上しますよ。

次に調査方法についてご説明いたします。
調査対象は、看護有資格者を募集している医療機関以外の会社・団体等の人事・採用担当者としました。
医療機関以外の求人情報はインターネット上の求人情報サイトを利用しました。４４件の求人情報サイトを調べ、２７件の会社・団体等が抽出されました。
調査方法は、郵送による質問紙調査としました。調査項目については次のスライドでご説明します。
調査時期は、多くの看護系大学４年生が就職活動を行う7～8月としました。

はありません。生きた口語体の文章になるように言葉を補いましょう。
　さまざまなやり方があると思いますが、方法のスライドに切り替えたあとに「**このスライドでは研究方法についてご説明します。調査対象は～**」と続けるのがオーソドックスでしょう。方法のスライドに切り替える前に「**次のスライドで、調査方法についてご説明します**」のようにつなげても OK です。

87

04 看護系学会でも使えるアニメーションの技

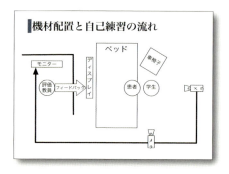
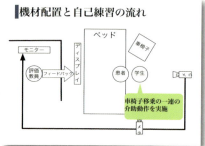
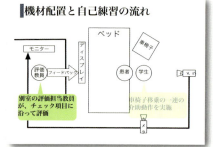
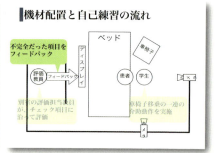

　聴衆に、スライドの中のある部分に着目してほしい場合があります。原稿を使わないプレゼンでしたらレーザポインタで示せばよいですが、口述原稿を読みながらレーザポインタを使うのは至難の業です。慣れないうちはできるだけ避けたほうがよいです。
　そういう場合はどうするかというと、せっかくプレゼンソフトを使っているのですからアニメーションで示しましょう。着目してほしいデータをカラー枠で示したり、太字にしたりするようにすれば、ポインタを使わずとも PC キーを 1 回押すだけですみます。

4 章
スピーチの理論

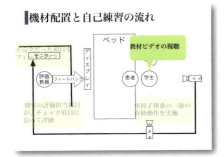
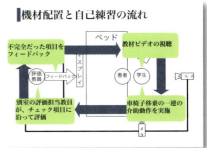

看護系の学術集会では、今だに持ち込み PC や音声、動画、アニメーションを埋め込んだパワーポイントファイルを禁止しているところが多いです。アニメーションに関しては、「なんちゃってアニメーション」でしのぎましょう。
やり方は簡単で、ベースのスライドを作成したら、それを複製し、情報を追加して複製、さらに情報を追加して複製・・・と情報の追加とスライドの複製を繰り返していけばよいのです。

　ただし、看護系の学会では、持ち込み PC はおろか、アニメーションを認めない学術集会がまだまだ多いです。別の策が必要になります。
　どうするかというと、当該スライドを複製し、複製した 2 枚目のスライドの着目してほしいデータにカラー枠をつけます。そして、プレゼン中そこを示したいタイミングで PC のキーを押すのです。ローテクな手法ですが、聴衆にはカラー枠だけが出現したように見えるのです。

05 会場備え付け PC の進む・戻るは矢印ボタンで

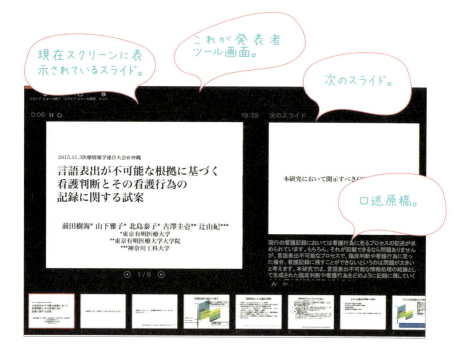

発表者ツールはパワーポイントにもキーノートにも備わっている機能です。聴衆が見るのはスクリーンですが、発表者は次のスライドや口述原稿を手元のコンピュータのディスプレイで確認できるので非常に便利です。

　看護系の学術集会では往々にして「パワーポイントのファイルを学会の用意した PC にコピーして、その PC 上でファイルを開いてください」という手順を求められがちです。

　ここで問題となるのは、慣れない PC でプレゼンを行うと、いろいろと勝手が違うことです。たとえば、いつもは**発表者ツール**を使って次のスライドやノートに書いてあるメモ書きを確認しながらプレゼンしているのに、会場では発表者とスクリーンが同じ画面の**ミラーリング**設定だったなんてこともあるので注意が必要です。

4 章
スピーチの理論

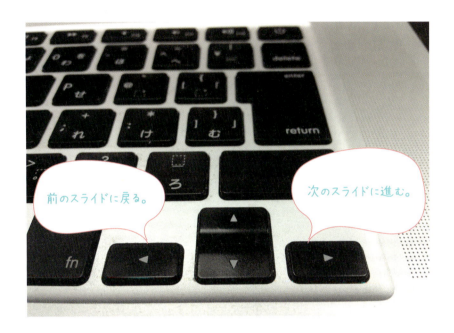

Enter キーやマウスで操作していると、質疑応答の時間に前のスライドを表示したいときや、プレゼン中に間違ってスライドを進めてしまったときにあわてます。ふだんから矢印キーで操作するクセをつけておくとよいでしょう。

　スライドの基本的な操作にもとまどうかもしれません。いつもはマウスで操作していても、会場の PC にマウスがついているとは限りません。また、質疑応答の説明のために前のスライドに戻りたいときにわざわざスライドショーを終了してサムネイルから目的のスライドを探すというのは、スマートなやり方ではありません。
　そこで、スライドの切り替えは、矢印キーの使用を提案します。進むのは右矢印（→）、戻るのは左矢印（←）です。矢印キーならノート PC にもついているのでどんな会場でもできます。

06　危険！　リハーサルボタン

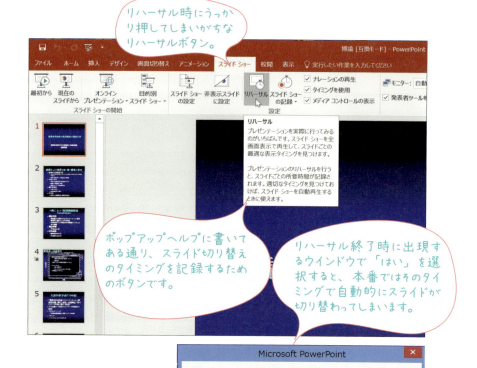

　事前にプレゼンの練習をしようとして、パワーポイントのスライドショーメニューの中でうっかり**リハーサルボタン**を押してしまうことがあります。

　たしかにリハーサルなので、押したくなる気持ちは、わかります。しかし、このボタン、とても危険です。

　どこが危険かというと、リハーサル時に行ったスライド切り替えのタイミングを覚えて、本番で自動的にスライドを切り替えてしまうのです。リハーサルボタンを押して最後に行った練習が本番通りであれ

4章
スピーチの理論

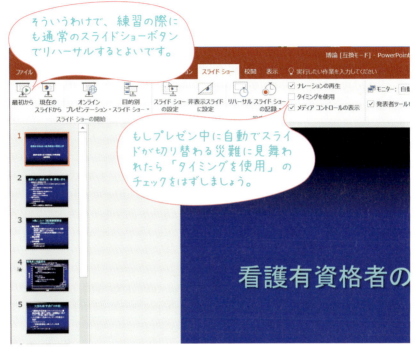

知ってしまえばなんてことはありませんが、今までさまざまな学会で勝手にスライドが進行し、演者があわてふためくシーンを目撃してきました。これはもうパワーポイントのユーザインターフェースの問題だと思いますが、改善されないようなので、ユーザ側で自衛するしかありませんね。

ばあまり問題はありませんが、スライドの確認程度に適当に流して切り替えたりすると、そのタイミングを本番で再現することになります。

　全然説明し終わらないのにスライドだけが勝手に進んでいく恐怖。しかも、それがなぜ起こるのかを発表者が自覚できないというのがリハーサルボタンの怖いところです。

　リハーサルをする場合はリハーサルボタンではなく、本番と同様に**スライドショーボタン**で行いましょう。これが本当のリハーサルです。

93

07 神の視点で口述原稿を確認し修正する

> **研究目的**
>
> 電子カルテに蓄積された看護記録を用いて、ある看護問題に対して実施された看護行為の有効性を検討すること

このスライドの口述原稿が「本研究の目的は、電子カルテに記載された看護記録を用いて、ある看護診断に対して実施された看護行為の有効性を検討すること」となっていると、意味は同じでも、聴覚情報と視覚情報のギャップが生じて聴衆が混乱しかねません。スライドに提示した用語とスピーチの用語は統一しましょう。

このスライドで「ウイードは1968年に医学教育の革新のためにピーオーエスおよび、その記録方式としてピーオーエムアールを開発しました」とスピーチすると何のことやらわからないので、「‥プロブレムオリエンテッドシステムすなわちピーオーエス‥」「‥問題志向システム、すなわちピーオーエス」のように説明的に言う必要がありますね。

> **背景**
>
> - Weed(1968)が医学教育の革新のためにPOSおよび、その記録方式POMRを開発
> - これは、SOAPとして知られている
> - 日野原(1973)が日本にPOSを紹介
> - 看護記録はPOSに基づくSOAP形式が主流

　プレゼンで聴衆は、耳から入るスピーチを、目でスライドを追いながら確認することになります。聴覚情報を視覚が補って理解を深めてくれればよいですが、耳と目からバラバラな情報が入ってくると混乱しかねません。

　したがって、スピーチ原稿とスライドの内容が合っているかという視点からスライドや口述原稿を確認・修正する必要があります。

　具体的には、ふだん聞き慣れない言葉や同音異義語がある言葉は、必ずスライドにも表示しましょう。そうすることで、耳から入った情

4 章
スピーチの理論

ANA (1992)

- Nursing informatics is a specialty that integrates nursing science, computer science, and information science in identifying, collecting, processing, and managing data and information to support nursing practice, administration, education, and research; and to expand nursing knowledge.
- 看護情報学は、看護の実践、管理、教育、研究を支援し、ひいては看護の知識を拡げるためのデータおよび情報を特定、収集、処理、管理を行なう、看護学とコンピュータ科学および情報科学を統合する専門分野である。

American Nurses Association Council on Computers in Nursing. (1992). Report on the designation of nursing informatics as a specialty. Congress of Nursing Practice unpublished report. In Saba, V., McCormick, K. Essentials of Computers for Nursing. (2nd ed). New York: McGraw Hill.

聴衆によっては、文脈から理解してもらえるかもしれませんが、たいていの場合「エーエヌエー」と言ってしまうと、全日本空輸を思い浮かべる人が多いと思うので、スライドもしくはスピーチを工夫して、そのように受け取られないようにすべきですね。

看護系の学会で「しちょう」と言えば 100%「師長」を表す言葉ですが、万全を期すなら「かんごしちょう」と言ったほうがよいでしょう。逆に市長の意味で使うなら「よこはましちょう」のように、それが「市長」であることがわかるように口述原稿を工夫しましょう。とは言え、師長の横浜さんの場合もあるので、スライドの視覚情報で誤解されないように補足しましょう。

調査対象

- 現職師長
- 5つの都道府県を無作為に集落抽出し、その後、5つの市を無作為集落抽出
- 合計25の市に所在する100床以上の病院に調査を依頼

報を目で確認することができるのです。たとえば、「しちょうしゃのちょうさをおこないました」と耳で聞いた場合「視聴者」なのか「市庁舎」なのか、「師長さん」なのか混乱するかもしれません。そこで、スライドに「市庁舎を対象とした調査」と書いておけば OK です。

　重要なのは、聴衆になったつもりで自分のプレゼンを客観的に眺める、つまり神の視点を働かせるということです。共同研究者や同僚に指摘してもらうのもアリですが、神の視点で口述原稿のクオリティを自分で引き上げることができます。

95

08 録音したスピーチを聴いて自分のクセを把握する

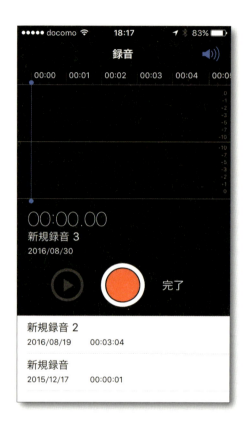

わざわざICレコーダーなどを使わなくても、スマホの録音アプリを使えば、時間測定もやってくれるので練習がはかどります。
左のスクリーンショットはiPhone標準アプリの「ボイスメモ」ですが、その他無料の録音アプリや滑舌をよくするためのアプリなどもあるので、ものは試しでダウンロードしてみてはいかがでしょう。

スマホのカメラアプリでリハーサルをビデオ録画すれば、スピーチのみならず、視線、身振りなどもチェックできます。

　口述原稿（読み原稿、ヨミゲンとも言う）ができたら声に出して練習しましょう。黙読ではダメで、**声に出して**、というのがポイントです。
　まず、スライドを操作しながら読んでみて、総時間を計ります。発表時間内に読み終わればよいですが、オーバーしてしまうこともあります。10%程度の超過でしたら読みの練習だけで改善できますので、原稿自体を変える必要はありません。10%以上超過する場合は口述原稿をスリムにする必要があります。
　次に、明瞭に伝わるかどうかを意識しながら自分のスピーチを録音

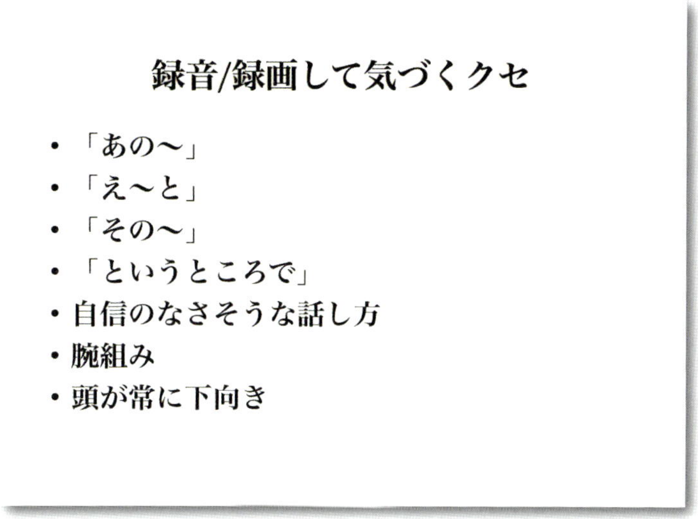

4章
スピーチの理論

録音/録画して気づくクセ

- 「あの〜」
- 「え〜と」
- 「その〜」
- 「というところで」
- 自信のなさそうな話し方
- 腕組み
- 頭が常に下向き

録音を聞いたり、録画を見たりすると、否応なく自分のクセに直面することになります。これはもう、強制的に神の視点で自分を観察することにほかなりません。もちろん、持ち味とも言えるクセについては矯正する必要はありませんが、プレゼンにとってマイナスとなる要因は矯正すべきでしょう。

してみてください。録音した自分のスピーチを聞けば、不明瞭な部分や自分のクセがわかります。

　さらに時間があれば、共同研究者や同僚にプレゼンを聞いてもらい、スライドやスピーチでわかりにくいところや改善点について意見がもらえればよりクオリティの高いプレゼンになるでしょう。

　そして、質問が出そうな事項に対してどのように回答するかという想定問答まで用意できれば申し分ありません。

09 スピーチのペース配分はマラソン的メリハリを

　どんなにプレゼンが上手な人でも、毎回決められた発表時間で内容を聴衆に伝えきることは、非常に困難なミッションだと思います。
　そのミッションを達成するためには、伝える内容や口述原稿の吟味はもとより、発表時間の使い方が、非常に重要になってきます。この項で僕は「スピーチのペース配分」の重要性を訴えたいと思います。どれくらい重要かというと、本書のレイアウトの定型を崩して2ページ丸々本文にあてるということからおわかりいただけるかと思うのです。
　さて、プレゼンで背景や方法の説明に時間をとられて、肝心の結果や考察に時間が足りなくなったことはありませんか？　そうしたとき、多くの人が「あとはスライドをご覧ください」と言い捨てて幕引きとしています。
　しかしこれでは、聴衆の理解を得られるプレゼンには、決してなりえません。
　また、発表時間はガン無視で、質疑応答時間いっぱいまでスピーチし続けるようなプレゼンもNGです。内容がてんこ盛りのプレゼンというよりは、質問に答えるのを避けているのかと聴衆が勘ぐるマイナス面が大きいからです。
　このような事態を避けるために大事なことは、聴衆に合わせた発表内容の吟味です。
　たとえば、看護師向けのプレゼンと一般市民向けのプレゼンとでは、

使う用語や説明の深さが変わってくるのは必然です。

　次に大事なのがメリハリです。

　自分の発表の中で特に伝えたい内容や、聴衆の理解が難しいであろうと想定される部分には十分に時間を使い、そうでないところは軽く流すということです。

　このペース配分はマラソンに似ています。最初から飛ばしてしまうと後半バテバテだし、ライバルに勝負を仕掛けられた際についていけなくなってしまいます。流すところは流し、勝負をかけるところではしっかり飛ばせるペース配分が重要になるわけです。

　この「勝負をかける」部分が、あなたの発表で聴衆に間違いなく伝えたい部分になります。マラソンで言えばスパート。もともと考えていたあなたのペース配分もあるでしょうが、相手の出方や時間との兼ね合いで臨機応変に変えたい部分もあります。

　プレゼンにおいても、聴衆が理解していないと思ったら、そこをスパートに位置づけましょう。スパートと言っても、早くすませるということではありません。そこの部分にスピーチのエネルギー、発表時間のリソースを費やすということです。

　このペース配分。マラソンと同様にコースを事前に走ること、つまりリハーサルで約80％は体感できます。やはり練習が大事だということですね。

10 発表会場についたら、まずは座長にご挨拶

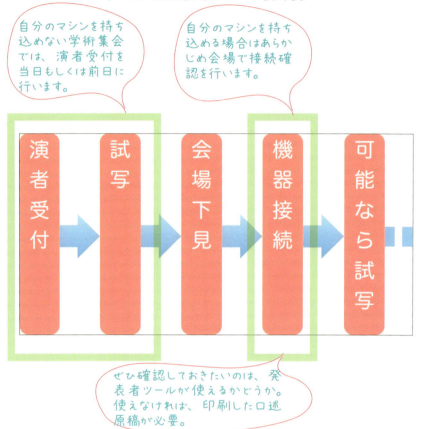

座長は、セッションの円滑な進行と発表された研究の学術的発展のために会場を温める役目を負っています。会場が盛り上がり過ぎると進行に影響しますし、逆に会場が冷えてしまうと、会場を元の空気に戻すのが大変です。

通常、座長にはあらかじめ演者の抄録ないしは論文が配付されます。つまり、その場にいるほかのどの聴衆よりも研究の内容を知った上で場に臨んでいます。ですから、会場からの発言がない場合には、自分が用意しておいた質問をしたり、プレゼンの中で説明が手薄だった部

4 章
スピーチの理論

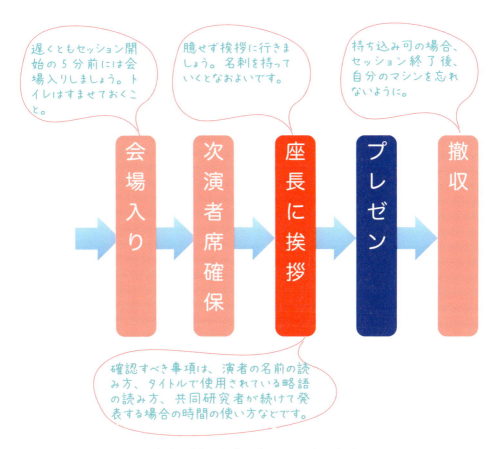

分について発表者に補足を求めたりします。多くのセッションでいつも座長が質問している場面に出くわします。座長は質問役のように思われがちですが、それは主たる役割ではありません。

テクニックとしては、自分が発表する会場についたら、**まず座長に挨拶しましょう**。自分の研究について有益な意見が聞けるかもしれません。同じセッションの中で別の共同発表者がシリーズ研究の発表をしている場合などは、質問時間をまとめてもらえたり、聴衆の理解のために順番を変えてもらったりと、便宜を図ってもらえるのです。

11 紋切り型の質疑応答は時間の無駄

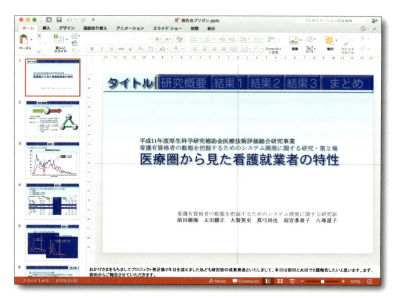

質疑に対してスライドを提示しながら応答したいのに、目指すスライドがすぐに出てこないということがよく起こります。スライドショーが終了したら、任意のキーを押して標準の表示にしておきましょう。左側のサムネール画像から必要なスライドをすぐに探し出せるので楽だと思います。もちろん、スライドショーを終わらせずに矢印キーで移動する方法もありますがアニメーションを使用したスライドだと行き来に時間を食うので注意しましょう。

　会場からの質問は、良くも悪くも自分のプレゼンに興味をもってくれた証拠なのでありがたく承りましょう。会場からの質問やコメントで、自分の研究の強みは何なのか、弱みはどこなのかということがより明確になります。

　質疑応答は座長の進行にしたがいます。質問に対して、座長が演者に振る場合と、質問者に質問の内容を確認する場合があります。質問に対していきなり答えるのではなく、座長の指示を待ちましょう。ただし仕切りができない座長の場合はこの限りではありません。

4 章
スピーチの理論

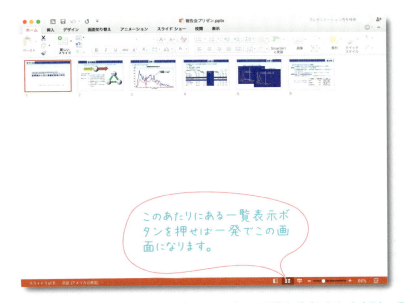

スライドの一覧表示も有用です。一覧表示のサムネール画像をダブルクリックすると、そのスライドが標準表示画面で大きく表示されます。この操作に手間取るとせっかくの質疑応答時間を無駄に消費してしまいます。スピーチ後の操作についても習熟しておきましょう。

　ほかの人々と研究内容について議論できる貴重な機会である質疑応答こそ、もっと時間をとって議論を深めるべきだと僕は考えていますが、看護系の学術集会ではせいぜい5分程度しか質疑応答は設けられていません。
　ただでさえ時間が足りないですから、この際「貴重なご発表ありがとうございました云々」とか「ご質問ありがとうございました云々」のような紋切り型の応答は、看護系の学会では全面的に禁止したらどうだろうと考えている今日このごろです。

12 伝統型　文献はスライドをご覧ください

```
文献

 1. 荒木健二(2005).ますます広がる"電子カルテ"[1]-電子カルテの現状と将来-.電子情報通信学会,88(1),28-34,東京.
 2. 阿曽沼元博,梅里良正,小出大介,中村清吾,開原成允(2005).電子カルテシステムが医療及び医療機関に与える効果及び影響に関する研究
 3. 長谷川正志(2004).医療の電子化と医療事務の今後.豊橋創造大学短期大学部研究紀要,21,65-70.
 4. 保険医療情報システム検討会(2001).保健医療分野の情報化に向けてのグランドデザイン.堀越政孝,杉本厚子,齋藤やよい(2005).電子カルテ導入前後における看護情報の評価.北関東医学会,55(1),115-112.
 5. 池田正見,上野滋,大瀧誠,小塚和人,古屋好美,南山貴芳(2005).これからの電子医療情報学.83-86,森北出版,東京.
 6. 石井猛,浜野公明,柳沢由香里(2012).千葉県がんセンターによる病院情報システムの費用に関する検討.日本医療マネジメント学会雑誌,12(4),236-239.
 7. 伊藤ゆかり(2002).医療機関での電子カルテ利用とその導入行動.医療と社会,12(3),25-38.
 8. 工藤直志,山中浩司(2009).医療現場における電子カルテの影響:医師・看護師における仕事の負担問題を中心に.大阪大学大学院人間科学研究科紀要,35,153-171.
 9. 具承桓,久保 亮一(2006).病院組織における情報技術の導入と組織変革およびその効果分析.日本経営学会誌,18,3-16.
10. 妹尾朝子(2012).IT化へのミッション・インポッシブル.病院,71(5),411.
11. 田中幸三(2014-08-03).電子カルテの導入・活用のメリットと課題への考察. http://www.nec-nexs.com/supple/medical/column/tanaka/column003.html
12. 薄雄斗,大野ゆう子,清水佐知子,山田憲嗣,善久元香,中川里恵,松村泰志(2010).電子カルテ導入前後の外来診察状況の変化に関する研究.ITヘルスケア,5(1),44-47.
```

このようなスライドを提示されて「文献はスライドをご覧ください」って言われても聴衆には何も伝わりません。「こんなに調べてんだぞ、すごいだろ」という自己顕示か？　という聴衆の勘ぐりを避けるためにも、この手のスライドは回避したいものです。

　看護界は良くも悪くも伝統が息づく専門分野です。おそらく、組織をまたぐ横のつながりが希薄なので、自部署のしきたりを揺るがすような黒船がなかなか来航しなかったということかもしれません。
　もちろん、国宝級の伝統ならそのまま残ってほしいですけど、どうやらそうではなさそうなものがあります。
　たとえば、最後のスライドに文献一覧を羅列して**「文献はスライドをご覧ください」**的な説明で終えるケース。聴衆はスライドの内容を見た瞬間には理解できません。必要な文献であれば、引用しているス

4章
スピーチの理論

■本論の目的

- 認知バイアスの影響を低減するために実施した前向き調査の結果(前田ら, 2016)をもとに、看護情報学に根ざす客観主義を再考する

前田樹海,山下雅子,北島泰子.(2016).看護師の急変予測研究におけるチャンスレベルに関する一考察.日本認知心理学会第14回大会,2016年6月19日広島県東広島市

> ここが引用表示。APAスタイルで記載しています。

> 書誌情報を記載していますが、聴衆には読めっこないので、スピーチの中で紹介。

聴衆の理解の妨げとならないように引用を行うとよいと思います。このスライドでは、すでに学術集会で発表ずみのデータをもとに、看護情報学に通底する客観主義を明らかにし、問題提起をすることを述べるために引用表示をしています。

ライドの引用箇所で説明したほうがよいです。

　たとえば、「〜に関する意識については前田らが2013年に発表した○○スケールを使用しました」というふうに説明すればよいと思います。発表時間は限られていますので、よほど伝える必要がある文献以外は書誌情報を紹介する余裕はありません。

　ちなみに、看護系の学術論文で文献リストを提示するのは、本文中での引用実績が前提です。プレゼンでも、スライドで引用をしていないのに文献スライドをことさらに提示するのも避けたいところです。

13 棒読み型　恐怖！プレゼンが国語の授業に

> である調で書くと、スピーチの時にです・ます調に変えなくてはいけないので面倒。

　書き言葉である抄録をそのまま口述原稿として使うと朗読になってしまいます。プレゼンが国語の授業になってしまいますので、朗読を防止するためには、面倒でも新たに口述原稿を書き下ろしましょう。

　その際に重要なのは、自分が話すように書くことです。実際に話さないような表現では、読んでも魂が入りません。声に出して読んでみて、自分の表現ではないと思ったら自分の言葉に直しましょう。

　スライドのつなぎも大切です。座長が演題のタイトルを紹介してくれたのなら、改めて自分でタイトルを言う必要はありません。

4 章
スピーチの理論

> 口述原稿に合わせてスライドの中身も上から下へ流れるように編集しました。

> 人名等の英単語はカタカナでいいですよ。書籍名もカタカナでOK。自分しか見ない原稿なので、スムーズにスピーチできることが大事。

> 読むときのルールも決めておくとよいですね。読点は0.1秒、改行は1秒とかですね。

リアリティショックとは

Marlene Kramer (1974)
Reality shock: why nurses leave nursing?

"学校教育の意義と仕事世界での価値が葛藤していることに気づいた時、起こる反応"

ハネムーン期→ショック・拒絶期→回復期→適応期

リアリティショックとは、マーリーン・クレーマーが1974年に著した、

Reality shock: why nurses leave nursing?

で明らかにされた概念です。

その中でクレーマーは、リアリティショックを

学校教育の意義と仕事世界での価値が葛藤していることに気づいた時、起こる反応である

と定義しています。

また、「リアリティショック」は、ハネムーン期、ショック・拒絶期、回復期、適応期というプロセスを辿るとされています。

　「緒言、研究の背景」のように馬鹿正直に見出しを読む必要もありません。スライドを見ている聴衆には明らかなことなので、「この研究を始めたきっかけは〜です」のような感じでOKです。

　棒読み調にならないためのテクニックとして、抑揚とともに「**間**」も役に立ちます。聴衆に問いかけて、ちょっと間を空けてスピーチを続ける。この間があることで、それまで聞き流していた聴衆の意識がグッと演者に注がれます。間をつかむのに最適な教材は**落語**です。僕は飛行機や新幹線で必ず聴いています。

5章
実事例によるまとめ

2016 日本看護管理学会学術集会オーラル賞受賞口演より

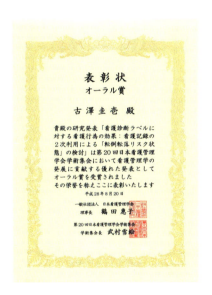
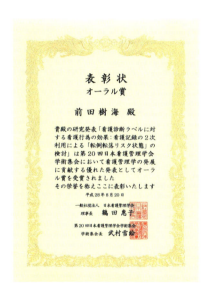

01 まとめとしてお見せします スライド・口述原稿事例

> 今回やり玉にあがるのは前田研修了生の古澤さんです。

> とは言え、もともとセンスはよいので、配色は絶妙。ただ、タイトルが長いので明朝体は厳しい。

NANDA-I看護診断ラベルに対する看護行為の効果：
看護記録の2次利用による
「転倒転落リスク状態」の検討

○古澤圭壱[1]、前田樹海[2]
1) 東邦大学医療センター 大森病院
2) 東京有明医療大学　看護学部

> こちらはゴシック体で、ポイントが小さい割には視認性は比較的よいのですが、もう少しはっきりさせたいところ。

　ここからは、1つの研究発表事例を題材として、プレゼンテーションのブラッシュアップ例を見ていきましょう。

　題材としたのは前田研で修士論文を書いた古澤さんが、その論文の一部を第20回日本看護管理学会学術集会で発表する際に作成したスライドと口述原稿です。

　修士論文の内容を、発表時間が短い学術集会でプレゼンするには工夫が必要です。学内の修士論文発表会で発表しているので、それを流用すればよいのでは？　という考え方も可能ですが、そもそも発表時

5章
実事例によるまとめ

> ゴシック体で記載して視認性を高めました。サブタイトルは小さめにしてメリハリをつけるとともに、1行で収めました。

> 学術集会名、場所、日付などの手がかりを入れておくとあとで重宝します。

第20回日本看護管理学会学術集会＠パシフィコ横浜
NANDA-I看護診断ラベルに対する看護行為の効果
看護記録の2次利用による「転倒転落リスク状態」の検討

○古澤圭壱[1]、前田樹海[2]
1)東邦大学医療センター大森病院
2)東京有明医療大学看護学部

> タイトルの配置は上下中央付近が収まりがよいです。

> ゴシック体はそのままに、フォントの太さ（ウエイト）を3から6に変更しました。名前と所属でフォントの大きさ（ポイント）を変更しました。

間が異なりますし、聴衆が看護系研究者のみとは限らない学内発表会と、ほぼ看護免許保持者で占められている看護系学術集会での発表とでは、話の筋道やウエイトの置き方が変わってきます。ここはやはり、聴衆の視点でプレゼンを再構成する必要があるでしょう。

今回紹介する事例は、学会会場に足を運ぶ聴衆の特性を踏まえ、修論発表会で使用したスライドを一切使用せず、古澤さんが新たに作成したスライドと口述原稿、そしてそれらの修正例です。ちなみに当該学術集会は発表10分、質疑応答5分でした。

02 まとめ事例☆イントロ

修正前の口述原稿

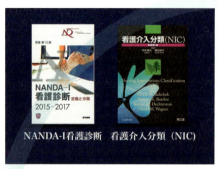

こちらのスライドはNANDA-I看護診断や看護介入分類NICの最新版の分類表です。みなさんはNANDA-IやNICといった言葉を聞いたことがあったり、スライドのような分類表の表紙を見たことがあるかと思います。

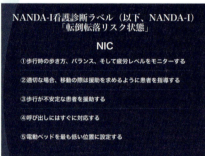

次のスライドは転倒リスクのある患者さんに用いられることの多い診断ラベル「転倒転落リスク状態」とそれに関連したNICを5つあげています。

そして、私たち看護師はNICすべてが効果があるものとして使用しています。しかし、今回、この5つのNICの中で診断ラベルについて何らかの影響があることがわかりました。詳細は後ほど説明させていただきます。

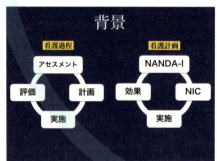

スライドは看護過程と看護計画を比較しました。情報収集を行いアセスメントし、看護計画を立案し、そして計画に基づいて看護行為を実施し評価します。

看護計画も同様にNANDA-Iという診断ラベルを採択し、看護行為であるNICを選択し実施し、そしてその効果を評価します。

現に私も含め看護師は、診断ラベルに関連したNICすべてが効果のあるものと考え選択しています。

例えば看護診断ラベル、成果、介入リンケージがあります。そのリンケージについても診断ラベルに関連したNICの効果を直接調査したものではなく、有識者により看護師に向けてアンケートを実施したものや、患者の在院日数によるもので調査を行っていました。また、ある特定の診断ラベルの研究やある特定のNICについての研究はあるものの、診断ラベルに対してNICの効果の有無についての先行研究はありませんでした。そして、電子カルテに半自動的に蓄積されている看護記録を2次利用してエビデンスを明らかにしようとした研究は実はほとんどありませんでした。

5章
実事例によるまとめ

> イントロが重たかったので3つのスライドを1つに統合しスリム化。

修正後の口述原稿

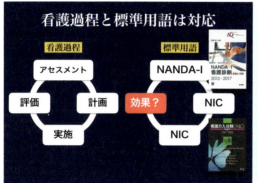

看護記録の標準用語体系は看護過程に対応しています。看護診断ラベル、以下、診断ラベルと言いますが、診断ラベルは、アセスメントの結果、すなわち患者の看護問題を表現するための標準用語で、代表的なものに NANDA-I があります。一方、具体的な看護行為を表現するための標準用語の代表的なものに、看護介入分類すなわち NIC があります。つまり、これらの標準用語を用いて看護記録を記載すれば、どのような患者にどのようなケアをしたのかが一元的に蓄積されます。では、看護師が特定した看護問題に対して、選択した看護行為は果たして有効なのでしょうか。この疑問が本研究の出発点です。

私も含め看護師は、診断ラベルに関連した NIC は効果があるものと考えて選択しています。

その最たる例として、看護診断ラベル、成果、介入リンケージがあります。これは、診断ラベルを特定すれば、それに関連する NIC が自動的にリストアップされるというものです。しかし、文献等で確認したところ、リンケージは、有識者の意見や、看護師に向けたアンケート、患者の在院日数等に基づいて作成されたものでした。つまり、リンケージ自体に、NIC の効果を直接、定量的に測定したエビデンスはなかったのです。

データの収集、統合が容易でない紙カルテの時代に NIC の効果を評価するのは並大抵のことではなかったと理解できます。しかし、今や、看護師が電子カルテ上に記録したデータはサーバに蓄積されています。そこで、これらのデータを2次利用して NIC の効果の定量化を試みようと考えました。

研究目的

電子カルテに蓄積された看護記録を用いて、ある看護問題に対して実施された看護行為の有効性を検討すること

そこで、本研究は電子カルテに蓄積された看護記録を用いて、ある診断ラベルに対して実施された看護行為の有効性を検討することであり、特に本研究では診断ラベル「転倒転落リスク状態」を目的としました。

本研究の目的は、電子カルテに蓄積された看護記録を用いて、ある看護問題に対して実施された看護行為の有効性を検討することです。今回の発表では、診断ラベルのうち「転倒転落リスク状態」について述べます。

03 まとめ事例☆方法①

修正前の口述原稿

対象医療機関の条件

① 電子カルテの長期運用実績
　10年以上
② NANDA-IとNICのリンケージ不使用
　NICを看護師が選択できる
③ 三次救急受け入れ病院
　様々な病気、けがを取り扱う病院

対象医療機関の①から③の条件をもとに、A病院が選定されました。このA病院は、病床数約900床以上、看護師数も約1000人が勤務しています。

> 「まるいち」「まるに」では、スライドを読むことが前提になってしまうので、スピーチの中できちんと言うことにした。

分析対象

2015年1月1日から2015年3月31日までの3ヶ月間に立てられたNANDA-I「転倒転落リスク状態」

対象としたデータ
NANDA-I「転倒転落リスク状態」
NANDA-Iの解決に用いられたNIC
NANDA-Iの転帰(NANDA-Iの解決or中止)

対象外としたデータ
NICがフリーコメントが記入されているもの
NANDA-Iの転帰が未記入であるもの

2015年1月1日から2015年3月31日までの3カ月間に立てられた診断ラベル「転倒転落リスク状態」に関するデータを抽出しました。
　対象としたデータは診断ラベル、診断ラベルの解決に用いられたNIC、診断ラベルの転帰です。
　対象外としたデータはNICがフリーコメントで記入されているもの、診断ラベルの転帰が未記入であるものです。

> スライドの内容を棒読みしている感が強いので、もう少し説明的に口述原稿を改変。

5章
実事例によるまとめ

修正後の口述原稿

対象医療機関の選定条件

① 電子カルテの長期運用実績

② NANDA-I と NIC のリンケージ不使用

③ 多様な疾患を網羅

→ 以上をもとに、A病院を選定
(病床数約1,000床、看護師数約1,000人)

データ収集をおこなう医療機関の選定には、電子カルテの長期運用実績、電子カルテにリンケージを使用していないこと、多様な疾患を取り扱っていることの3つの条件をもとに、今回、A病院でデータ収集をおこないました。

病床数約1000床、看護師数約1,000人をようするA病院は、電子カルテによるNANDA-IとNICを導入して10年以上経過している、三次救急指定病院です。

> 「おこなう」「ようする」など、読みにくい漢字はあえて平仮名にしておくと演台で言いよどまずにすみます。

分析対象

2015年1月1日から2015年3月31日までの3ヶ月間に新たに記録された看護診断ラベルにかかわる以下のデータ

使用したデータ
① 「どんな患者に」NANDA-I「転倒転落リスク状態」
② 「どんなケアをしたら」①の患者に計画実施されたNIC
③ 「どうなったか」①の転帰(解決or中止)

除外基準
NICにフリーコメントが追記されているもの
2015年10月15日現在、NANDA-Iの転帰が未入力

本研究の分析対象は、2015年1月1日から3月31日までの3カ月間で、新たな患者につけられた診断ラベルにかかわる2次利用のデータです。

すなわち、①どんな患者に、②どんなケアをしたら、③どうなったか、を知ることのできるデータとして、まず、「転倒転落リスク状態」と診断された患者を抽出し、その患者に計画、実施されたNICを抽出しました。NICの効果については、診断ラベルがその後解決したか否かによって判定しました。

データの除外基準は、NIC欄にフリーコメントで記載されているもの、および、2015年10月15日現在、診断ラベルの転帰が未記入であったものです。

これらのデータはA病院の医療情報部に、連結不可能匿名化のかたちで加工を依頼した上で出力してもらいました。

04 まとめ事例☆方法②

修正前の口述原稿

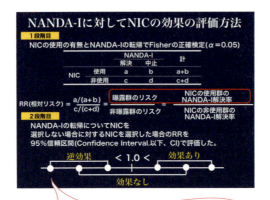

このスライドは情報満載で、最も伝えたい情報とも言うべき信頼区間による効果判定がちょっとわかりにくかったので、右ページに示すように、効果ごとにアニメーションで提示することにしました。

　スライドは、本研究の核心部分とも言うべき、ある診断ラベルに対するNICの効果を判定するための評価方法についてご説明します。今回、NICの効果を求めるために2段階で評価しました。
　第1段階においては、当該診断ラベルについてのNICの使用の有無と、診断ラベルの転帰でFisherの正確検定を行い、危険率5%で関連性の高いNICを抽出しました。
　本研究で用いた研究デザインはコホート研究です。集団つまりコホートは時系列にしたがって追跡し、要因への曝露状況と、その後、罹患した疾病の有無との関係を明らかにする観察法の一種です。コホート研究における曝露の効果の指標には、主として相対リスクRRが用いられます。RRは曝露群における罹患率と非曝露群における罹患率の比であり、曝露群が非曝露群に比べて何倍リスクが高いかを表します。スライドの真ん中の式をご覧ください。つまり、本研究において「曝露」はNICの使用に相当し、「リスク」は診断ラベルの解決に相当します。
　2段階目のRRは通常、併せて算出した信頼区間で評価します。よって、診断ラベルの解決ケースについてNICを選択することが選択しない場合に比べることをRRの95%信頼区間で評価しました。したがって、RRが高いということはNICが診断ラベルの解決に効果があることを示しています。
　下の図をご覧ください。統計上、図の右側のように95%信頼区間の下限と上限それぞれが1を超えた場合に曝露がそのリスク、つまりNICの使用群の解決率に効果があることがわかります。
　続いて図の中央のように95%信頼区間の下限が1を下回り、上限が1を超えている場合は効果のないものと評価しました。
　次に図の左側のように95%信頼区間の下限、上限が1を下回った場合に曝露がそのリスク、つまりNICの使用群の解決率が低減しており逆効果になることがわかります。

5章
実事例によるまとめ

修正後の口述原稿

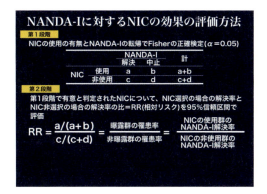

　ここで、診断ラベルに対するNICの効果を判定するための評価方法についてご説明します。
　第1段階は、診断ラベルについてのNICの使用の有無と診断ラベルの転帰でフィッシャーの正確検定をおこない、有意水準5%で診断ラベルの転帰に関連性のあるNICを抽出しました。
　第2段階として、第1段階で有意と判定されたNICについて、疫学研究で用いられる相対リスクの考え方を準用しました。疫学で用いられる相対リスクは、曝露群における罹患率と非曝露群における罹患率の比であり、曝露群が非曝露群に比べて何倍罹患リスクが高いかを表す指標です。本研究において、NICの使用は「曝露」に相当し、診断ラベルの解決率は「罹患率」に相当します。つまり、NICを用いた場合の解決率と、そのNICを用いない場合の解決率の比が相対リスクということになります。
　疫学研究では往々にして、相対リスクが大きいのは望ましいことではありません。しかし、本研究においては、相対リスクが大きければそのNICが診断ラベルに対して効果があることを意味します。
　具体的な評価方法としては、相対リスクの95%信頼区間を用いました。

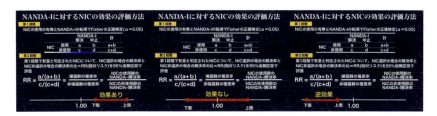

　下の数直線をご覧ください。95%信頼区間の下限が1を超えた場合には、NIC使用群の解決率がNIC非使用群の解決率を上回るということであり、そのNICは「効果あり」と判定されます。

　95%信頼区間の下限と上限が1をまたぐ場合は、NIC使用群の解決率がNIC非使用群の解決率を上回る場合とそうでない場合もあるので「効果なし」と判定されます。

　95%信頼区間の上限が1を下回った場合は、NIC使用群の解決率がNIC非使用群の解決率を下回ることを意味しており、「逆効果」と判定されます。

117

05 まとめ事例☆結果①

修正前の口述原稿

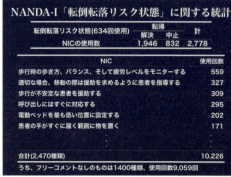

まず当該診断ラベルの統計について説明します。上の表をご覧ください、いちばん左の列は当該診断ラベルが全体で634回使用しており、次にNICの使用回数について当該診断ラベルに対して用いられたNICの合計は2778件あり、そのうち1946件が、当該診断ラベルの解決ケースで使用されていました。

NIC全体の統計ですが、下の表をご覧ください。左が当該診断ラベルで選択されたNICで2470種類使用されており、総使用回数は10226回でした。うちフリーコメントで作成されていないものは1400種類、使用回数9059回でした。

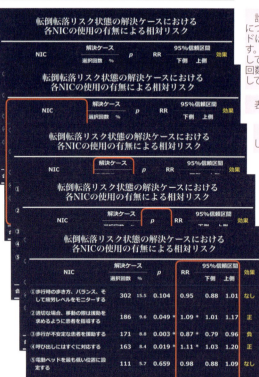

診断ラベル「転倒転落リスク状態」について説明します。こちらのスライドは冒頭でお見せした5つのNICです。この表では当該診断ラベルに対して選択されたNIC114種類で選択回数1946件のうち、上位5件を提示しています。

表は、いちばん左の列がNICの名称

次の列が選択回数と百分率を表しています。

PとあるのはFisherの正確検定によるp値であり、危険率5%で有意な関連性が認められたNICについてアスタリスクをつけています。

その右側、RRとあるのは相対リスクの値で、その右側の95%信頼区間が1をまたぐか否かで有意な効果の有無を判定し、効果があるものには相対リスクの値の右側にアスタリスクをつけています。

修正後の口述原稿

全体的な結果

調査期間中の
- 対象患者数：1,187名
- 看護診断ラベル使用数：84/216種類、1,984件
- 最多看護診断ラベル：「転倒転落リスク状態」634件
- 「転倒転落リスク状態」に対するNIC：2,778件
  - うち、解決ケース：1,946件(70%)

それではまず、全体的な結果からご報告します。

調査期間中の診断ラベルの転帰が記載されていた対象患者数は延べ1,187名でした。

それらの患者に使用された診断ラベルは、216種類中84種類、1,984件でした。

最も使用頻度の多かった診断ラベルは「転倒転落リスク状態」で634件でした。

この診断ラベルに対して使用されたNICの総数は2,778件、うち、「転倒転落リスク状態」の解決ケースに使用されたNICは1,946件でした。

では、これらのNICは「転倒転落リスク状態」に対して有効だったのでしょうか。

転倒転落リスク状態に対するNICの効果

NIC	解決ケース 選択回数	%	p	RR	95%信頼区間 下側	95%信頼区間 上側	効果
①歩行時の歩き方、バランス、そして疲労レベルをモニターする	302	15.5	0.104	0.95	0.88	1.01	なし
②適切な場合、移動の際は援助を求めるように患者に指導する	186	9.6	0.049 *	1.09 *	1.01	1.17	あり
③歩行が不安定な患者を援助する	171	8.8	0.003 *	0.87 *	0.79	0.96	逆効果
④呼び出しにはすぐに対応する	163	8.4	0.019 *	1.11 *	1.03	1.20	あり
⑤電動ベッドを最も低い位置に設定する	111	5.7	0.659	0.98	0.88	1.09	なし
︙	︙	︙	︙	︙	︙	︙	
合計(114種類)	1,946	100					

p:Fisher Exact Test p-value, RR: Relative Risk

表をご覧ください。

いちばん左側の列には使用頻度の高いNICを上位5つまで示しています。

その次の列には診断ラベルの解決ケースに使用されたNICの選択回数と百分率を示しています。最も使用頻度の多かったNICは1,946件中302件であり、使用されたNICの15.5%を占めていることがわかります。

次の列のpはフィッシャーの正確検定における確率値を示しており、5%未満のものにアスタリスクを付しています。

その次の列のRRは相対リスクを表しており、95%信頼区間で有意なものにアスタリスクを付しています。

いちばん右側の列はこれらの計算結果から導出したNICの効果を表しています。

それでは、効果別に詳しく見ていきましょう。

06 まとめ事例☆結果②

修正前の口述原稿

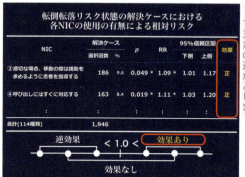

それでは効果のなかった①⑤について説明します。①のNICは選択回数が302回でいちばん多く使用されていました。しかしながら、p値、相対リスクの95%信頼区間をご覧になるとわかる通り下限と上限が1をまたいでいることから、いずれも当該診断ラベルの解決とは関連性が認められないことが判明しました。⑤も同様に効果が認められませんでした。

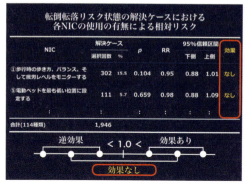

診断ラベル「転倒転落リスク状態」について説明します。こちらのスライドは冒頭でお見せした5つのNICです。この表では当該診断ラベルに対して選択されたNIC114種類で選択回数1946件のうち、上位5件を提示しています。

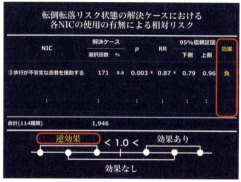

それでは逆効果、つまりこのNICを行うと解決にいたらない可能性がある③をご覧ください。③のNICのp値は5%未満ですが、相対リスクの95%信頼区間下限上限が1未満です。つまり、当該診断ラベルの解決に対して逆効果であったことが認められます。

5章
実事例によるまとめ

修正後の口述原稿

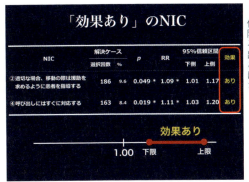

効果が認められたNICは、2番目に使用頻度の高い「適切な場合、移動の際は援助を求めるように患者を指導する」と4番目に使用頻度の高い「呼び出しにはすぐに対応する」の2つでした。これらのNICは、転倒転落リスク状態に対して有効であることが定量的に示されたと考えます。

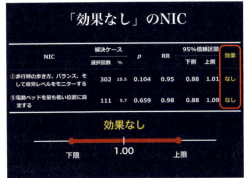

それに対して、最も使用頻度の高い「歩行時の歩き方、バランス、そして疲労レベルをモニターする」と5番目に使用頻度の高い「電動ベッドを最も低い位置に設定する」の2つは、そもそもフィッシャーの正確検定でも有意ではありませんでしたが、95%信頼区間が1をまたいでいることからも「転倒転落リスク状態」に対する効果は認められないことが定量的に示されたと考えます。

3番目に使用頻度の高かった「歩行が不安定な患者を援助する」というNICは95%信頼区間の上限が1未満であり、このNICを実施することが「転倒転落リスク」にとって逆効果である、つまりこのNICを行わないほうが「転倒転落リスク状態」の解決に有効である、という興味深い結果が示されました。
この理由として、そもそもこのNICが「転倒転落リスク状態」に有効でない、という考え方がある一方で、このNICには、本来アセスメントレベルで行われるはずの「歩行が不安定」という患者の状態像を表す形容詞句が含まれており、とりわけ歩行状態の悪い患者にこのNICが採用されている可能性が考えられます。であるとすると、看護行為を記述する用語の中に患者の状態像を含むことの問題、ならびに、このNICを採用するような患者には「転倒転落リスク状態」以外の適切な看護診断ラベルの必要性も同時に示唆されたと考えます。

07 まとめ事例☆最後

修正前の口述原稿

看護記録の二次利用の可能性

従来
看護師の頭の中に(非言語的に)蓄積
看護師のもつ経験則として役に立ってきたが共有困難

これから
コンピュータサーバに標準化された用語で蓄積
ひとりの看護師の経験を他の看護師と共有可能

本研究の方法によって
看護師の共有すべき情報の生成が可能となる
直輸入した標準用語の点検にも利用できる

　本研究では、看護問題である診断ラベル、NIC、診断ラベルの転帰、という電子的に蓄積された看護記録を用いて、エビデンスの生成を試みました。従来、このような情報は、多くの場合、看護師の頭の中に非言語的に蓄積され、看護師の経験則として臨床判断や実践に役立ってきましたが、他の看護師との共有は大変困難でした。
　今回、それが実現できたのは、これらのデータが標準化された用語で電子的に蓄積されていたからです。しかしながら、初めのスライドでも述べたように現状では、コンピュータサーバに蓄積された看護データの二次利用はほとんど行われていません。本研究は、比較的容易に二次利用し、かつ看護に資する結果を提示できる可能性を示したと考えます。
　本研究により、これまで経験則によって選択された NIC を実証的に再点検することの必要性を示唆し、病院の保有する看護記録がエビデンスの生成に役立つことを示したと考えます。

結論

看護計画
NANDA-I
効果
NIC
実施

ただし
診断ラベルやNICなどの標準用語が、わが国できちんと使えるのかに関する点検は必要

　冒頭のスライドでもお見せしましたが、本研究により電子的に蓄積された看護記録を二次利用することによって使用頻度の高い看護診断ラベルとそれに影響する NIC を特定しました。しかし、看護師は、診断ラベルに関連した NIC すべてが効果のあるものと考え選択していましたが、今回 NIC には正の効果だけでなく、負の効果がある可能性を示しました。一方、アメリカで開発され全世界使えることから「標準用語」と言えるわけですが、日本で過不足なく使用できるかどうかについて点検のないまま、無批判に使用している現状は望ましいとは言えません。その点検の際には、本研究で用いた看護記録の二次利用の方法が大いに参考になると考えます。

> 「結論」のスライドを入れるとプレゼン自体が冗長になるので削除し、考察でまとめて言うことにしました。

5章
実事例によるまとめ

修正後の口述原稿

看護記録の2次利用の可能性

- 従来
  - 看護師の頭の中に(非言語的に)蓄積
  - 看護師のもつ経験則として役に立ってきたが共有困難
- これから
  - コンピュータサーバに標準化された用語で蓄積
  - 看護師が蓄積したデータの2次利用が可能
- 本研究の方法によって
  - 看護記録がエビデンスの生成に役立つ
  - 米国産の標準用語の点検にも利用できる

「二次利用」を「2次利用」としたのは、タイトルから一貫した用字用語を図ることと、明朝体で横線のみで構成される漢数字の視認性がよくないことに配慮したものです。

以上、本研究では、看護問題を表す診断ラベル、看護行為を表す NIC、診断ラベルの転帰、という電子的に蓄積されたデータを用いて、NIC の効果の定量的な測定を試みました。従来、このような情報は、多くの場合、看護師の頭の中に非言語的に蓄積され、看護師の経験則として臨床判断や実践に役立ってきましたが、他の看護師との共有は大変困難でした。

今回、それが実現できたのは、これらのデータが標準用語として電子的に蓄積されていたからです。

本研究で提示した方法は、看護師が蓄積したデータを比較的容易に2次利用し、病院の保有する看護記録がエビデンスの生成に役立つことを示すとともに、これまで無批判に使用されてきた米国産の標準用語をわが国で用いる際の点検方法としても役立つことが示されたと考えます。

電子カルテはまだ普及の途上にあり、看護記録も電子化されるようになってからの歴史は、それほど長くありません。しかしながら、看護師が蓄積したデータを将来の看護に役立てられるという点で、看護師にとって強力なツールなると言えます。その際には本研究で示した方法が大いに役立つと考えます。

謝辞

本研究は東京有明医療大学大学院において提出した修士論文の一部である。
データ提供、匿名化処理においてご協力いただいたA病院医療情報部、研究に際して数々の助言をいただいた東京有明医療大学山下雅子准教授に篤く御礼申し上げます。

以上で発表を終わります。ご静聴ありがとうございました。

かくして、このプレゼンは、2016年8月19-20日開催の第20回日本看護管理学会学術集会において初めて創設されたオーラル賞を受賞しました。このプレゼンのリハーサルに参加していただいた院生、修了生、教員各位に心より御礼申し上げます。

Epilogue

前著「あなたのスマホ　看護に役立ちます！」同様、DTP（DeskTop Publishing）執筆をしました。印刷会社のオペレーターさんがする作業を僕自身が行うことで制作費を大幅に節約し、今回もリーズナブルなお値段なのにフルカラー印刷で本書をお届けすることができました。

当初、5章は別のダミー事例でDTP原稿を作成していました。しかしながら、脱稿期日を間近に控えた2016年8月20日に、僕の研究室で修士論文を書いた古澤圭壱さんとの共同研究発表で、第20回日本看護管理学会学術集会のオーラル賞を受賞いたしました。

本書の主旨に鑑みて、これに勝る題材はないと思い立ち、編集者を拝み倒して締切を延ばしてもらい、5章の全面差し替えを敢行した次第です。

あとがき執筆時点で「最新」のプレゼンであるオーラル賞受賞作品は、本書の1章から4章までに述べたエッセンスがぎっしりつまっています。でも、よくよく振り返ってみると、プレゼンの準備期間に本書の執筆をしていたことが、指導やアイデアの創出に生かされたとも言えます。

したがって、当該作品は、単に本書のメソッドでよりよい作品になったということではなく、本書執筆との相互作用によって生まれたと言ってよいでしょう。そんなタイミングのよさを考えると、この本は何かを「持っている」気がします。

さて、今回も前著に引き続き、日本看護協会出版会の編集者・青野昌幸氏には二人三脚で多大・膨大なサポートをいただきました。内容構成はもとより、文中の見出しコピーの創案や原稿の加筆・修正、スライドのアイデア出しなど、看護書の著者と編集者というよりも、漫画家と漫画編集者のような関係性で本作は生み出されています。深く感謝いたします。

末筆ながら、本書が読者のみなさんのプレゼンの転倒予防に少しでもお役に立てれば幸甚です。

前田樹海

臨床ナースから看護研究者まで
研究発表のプレゼンもっとよくなります！

2016年11月1日　第1版第1刷発行　　　　　　　　　　　　　〈検印省略〉

著　　者	前田樹海	
発　　行	株式会社日本看護協会出版会	
	〒150-0001 東京都渋谷区神宮前5-8-2　日本看護協会ビル4階	
	〈注文・問合せ／書店窓口〉TEL/0436-23-3271　FAX/0436-23-3272	
	〈編集〉TEL/03-5319-7171	
	http://www.jnapc.co.jp	
カバーデザイン	神永愛子（primary inc.,）	
本　文　DTP	前田樹海	
カバー・本文イラスト	shiori	
印　　刷	株式会社フクイン	

本書の一部または全部を許可なく複写・複製することは著作権・出版権の侵害になりますのでご注意ください。
©2016 Printed in Japan　　　　　　　　　　　　　　　　　ISBN978-4-8180-1990-4